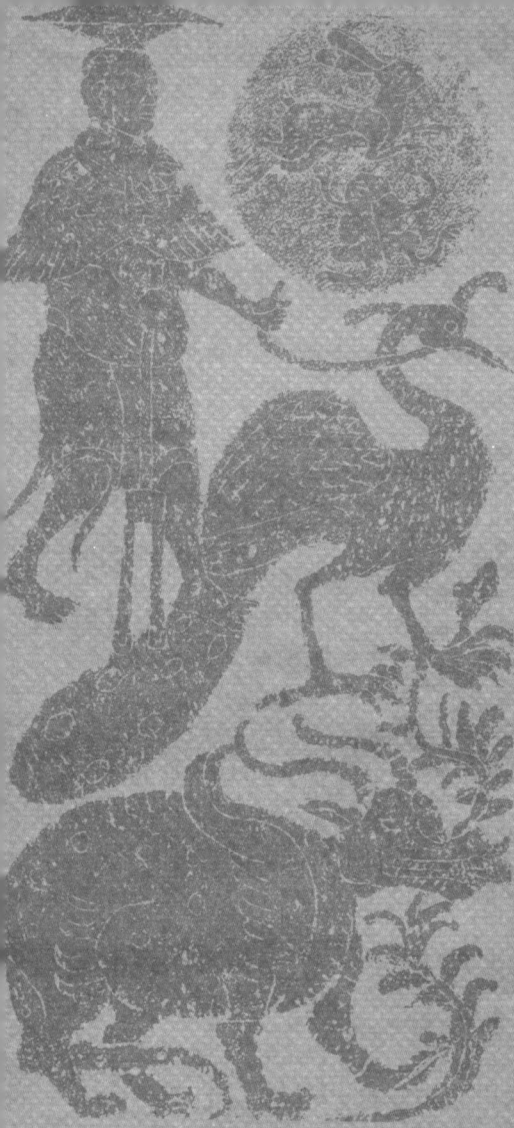

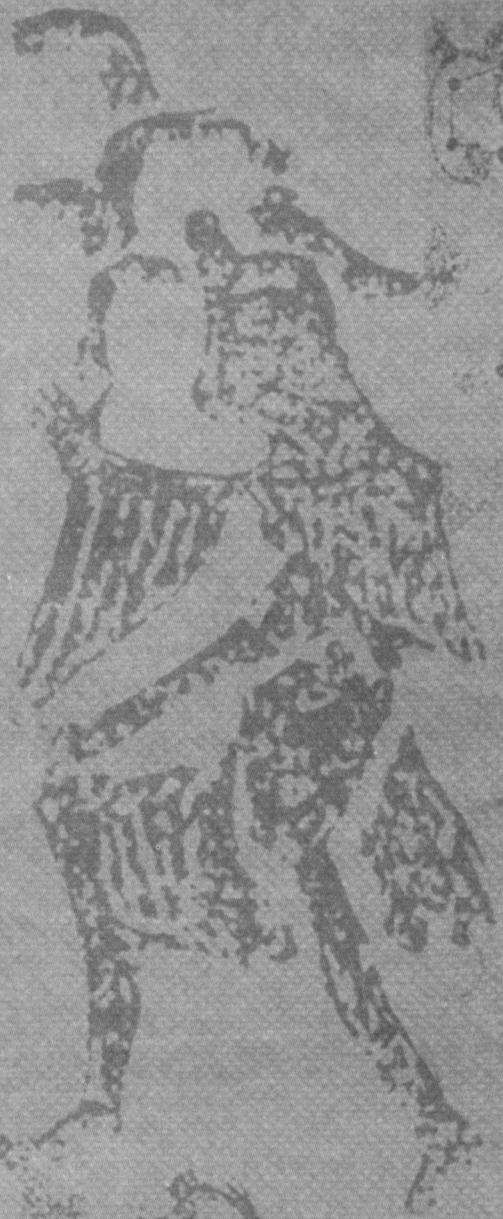

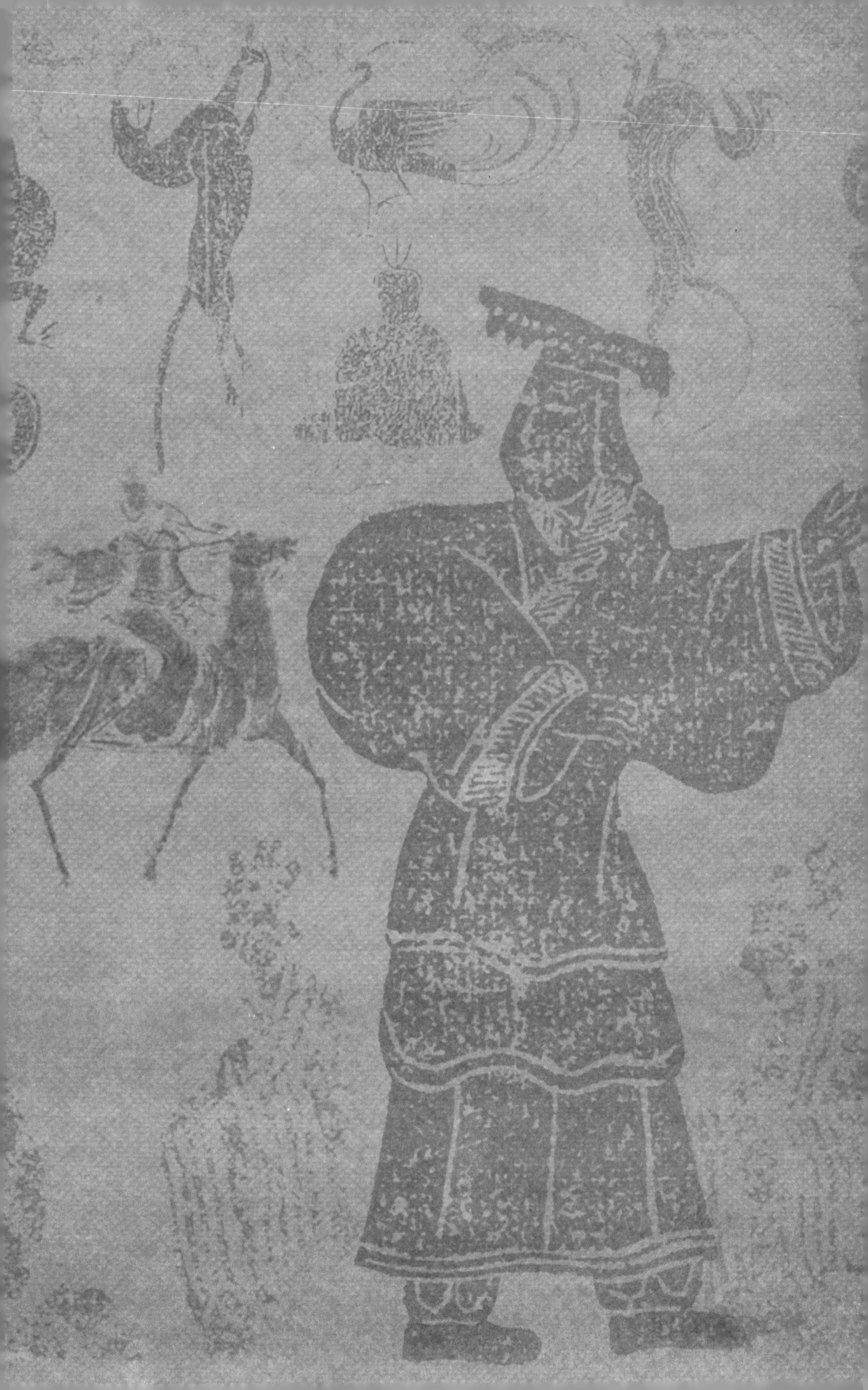

中国古医籍整理丛书

张仲景伤寒原文点精

清·孟承意 著

肖梅华 校注

中国中医药出版社

·北 京·

图书在版编目（CIP）数据

张仲景伤寒原文点精／（清）孟承意著；肖梅华校注 . —
北京：中国中医药出版社，2016. 11

（中国古医籍整理丛书）

ISBN 978 - 7 - 5132 - 3500 - 6

Ⅰ. ①张…　Ⅱ. ①孟…　②肖…　Ⅲ. ①《伤寒论》—注释
Ⅳ. ①R222. 22

中国版本图书馆 CIP 数据核字（2016）第 152981 号

中 国 中 医 药 出 版 社 出 版
北京市朝阳区北三环东路 28 号易亨大厦 16 层
邮政编码　100013
传真　010 64405750
保定市中画美凯印刷有限公司印刷
各地新华书店经销
＊
开本 710×1000　1/16　印张 9.5　字数 63 千字
2016 年 11 月第 1 版　2016 年 11 月第 1 次印刷
书　号　ISBN 978 - 7 - 5132 - 3500 - 6
＊
定价　29.00 元
网址　www. cptcm. com

国家中医药管理局
中医药古籍保护与利用能力建设项目
组织工作委员会

前　言

　　中医药古籍是传承中华优秀文化的重要载体，也是中医学传承数千年的知识宝库，凝聚着中华民族特有的精神价值、思维方法、生命理论和医疗经验，不仅对于传承中医学术具有重要的历史价值，更是现代中医药科技创新和学术进步的源头和根基。保护和利用好中医药古籍，是弘扬中国优秀传统文化、传承中医学术的必由之路，事关中医药事业发展全局。

　　1949 年以来，在政府的大力支持和推动下，开展了系统的中医药古籍整理研究。1958 年，国务院科学规划委员会古籍整理出版规划小组在北京成立，负责指导全国的古籍整理出版工作。1982 年，国务院古籍整理出版规划小组召开全国古籍整理出版规划会议，制定了《古籍整理出版规划（1982—1990）》，卫生部先后下达了两批 200 余种中医古籍整理任务，掀起了中医古籍整理研究的新高潮，对中医文化与学术的弘扬、传承和发展，发挥了极其重要的作用，产生了不可估量的深远影响。

　　2007 年《国务院办公厅关于进一步加强古籍保护工作的意见》明确提出进一步加强古籍整理、出版和研究利用，以及

"保护为主、抢救第一、合理利用、加强管理"的方针。2009年《国务院关于扶持和促进中医药事业发展的若干意见》指出，要"开展中医药古籍普查登记，建立综合信息数据库和珍贵古籍名录，加强整理、出版、研究和利用"。《中医药创新发展规划纲要（2006—2020)》强调继承与创新并重，推动中医药传承与创新发展。

2003~2010年，国家财政多次立项支持中国中医科学院开展针对性中医药古籍抢救保护工作，在中国中医科学院图书馆设立全国唯一的行业古籍保护中心，影印抢救濒危珍本、孤本中医古籍1640余种；整理发布《中国中医古籍总目》；遴选351种孤本收入《中医古籍孤本大全》影印出版；开展了海外中医古籍目录调研和孤本回归工作，收集了11个国家和2个地区137个图书馆的240余种书目，基本摸清流失海外的中医古籍现状，确定国内失传的中医药古籍共有220种，复制出版海外所藏中医药古籍133种。2010年，国家财政部、国家中医药管理局设立"中医药古籍保护与利用能力建设项目"，资助整理400余种中医药古籍，并着眼于加强中医药古籍保护和研究机构建设，培养中医古籍整理研究的后备人才，全面提高中医药古籍保护与利用能力。

在此，国家中医药管理局成立了中医药古籍保护和利用专家组和项目办公室，专家组负责项目指导、咨询、质量把关，项目办公室负责实施过程的统筹协调。专家组成员对古籍整理研究具有丰富的经验，有的专家从事古籍整理研究长达70余年，深知中医药古籍整理研究的重要性、艰巨性与复杂性，履行职责认真务实。专家组从书目确定、版本选择、点校、注释等各方面，为项目实施提供了强有力的专业指导。老一辈专家的学术水平和智慧，是项目成功的重要保证。项目承担单位山东中医药大学、南京中医药大学、上海中医药大学、福建中医药大学、浙江省中医药研究院、陕西省中医药研究院、河南省中医药研究院、辽宁中医药大学、成都中医药大学及所在省市中医药管理部门精心组织，充分发挥区域间互补协作的优势，并得到承担项目出版工作的中国中医药出版社大力配合，全面推进中医药古籍保护与利用网络体系的构建和人才队伍建设，使一批有志于中医学术传承与古籍整理工作的人才凝聚在一起，研究队伍日益壮大，研究水平不断提高。

本着"抢救、保护、发掘、利用"的理念，该项目重点选择近60年未曾出版的重要古医籍，综合考虑所选古籍的保护价值、学术价值和实用价值。400余种中医药古籍涵盖了医经、基础理论、诊法、伤寒金匮、温病、本草、方书、内科、外科、女科、儿科、伤科、眼科、咽喉口齿、针灸推拿、养生、医案医话医论、医史、临证综合等门类，跨越唐、宋、金元、明以迄清末。全部古籍均按照项目办公室组织完成的行业标准《中医古籍整理规范》及《中医药古籍整理细则》进行整理校注，绝大多数中医药古籍是第一次校注出版，一批孤本、稿本、抄本更是首次整理面世。对一些重要学术问题的研究成果，则集中收录于各书的"校注说明"或"校注后记"中。

"既出书又出人"是本项目追求的目标。近年来，中医药古籍整理工作形势严峻，老一辈逐渐退出，新一代普遍存在整理研究古籍的经验不足、专业思想不坚定等问题，使中医古籍整理面临人才流失严重、青黄不接的局面。通过本项目实施，搭建平台，完善机制，培养队伍，提升能力，经过近5年的建设，锻炼了一批优秀人才，老中青三代齐聚一堂，有效地稳定了研究队伍，为中医药古籍整理工作的开展和中医文化与学术的传承提供必备的知识和人才储备。

本项目的实施与《中国古医籍整理丛书》的出版，对于加强中医药古籍文献研究队伍建设、建立古籍研究平台，提高古籍整理水平均具有积极的推动作用，对弘扬我国优秀传统文化，推进中医药继承创新，进一步发挥中医药服务民众的养生保健与防病治病作用将产生深远影响。

第九届、第十届全国人大常委会副委员长许嘉璐先生，国家卫生计生委副主任、国家中医药管理局局长、中华中医药学会会长王国强先生，我国著名医史文献专家、中国中医科学院马继兴先生在百忙之中为丛书作序，我们深表敬意和感谢。

由于参与校注整理工作的人员较多，水平不一，诸多方面尚未臻完善，希望专家、读者不吝赐教。

国家中医药管理局中医药古籍保护与利用能力建设项目办公室

二〇一四年十二月

许 序

"中医"之名立，迄今不逾百年，所以冠以"中"字者，以别于"洋"与"西"也。慎思之，明辨之，斯名之出，无奈耳，或亦时人不甘泯没而特标其犹在之举也。

前此，祖传医术（今世方称为"学"）绵延数千载，救民无数；华夏屡遭时疫，皆仰之以度困厄。中华民族之未如印第安遭染殖民者所携疾病而族灭者，中医之功也。

医兴则国兴，国强则医强。百年运衰，岂但国土肢解，五千年文明亦不得全，非遭泯灭，即蒙冤扭曲。西方医学以其捷便速效，始则为传教之利器，继则以"科学"之冕畅行于中华。中医虽为内外所夹击，斥之为蒙昧，为伪医，然四亿同胞衣食不保，得获西医之益者甚寡，中医犹为人民之所赖。虽然，中国医学日益陵替，乃不可免，势使之然也。呜呼！覆巢之下安有完卵？

嗣后，国家新生，中医旋即得以重振，与西医并举，探寻结合之路。今也，中华诸多文化，自民俗、礼仪、工艺、戏曲、历史、文学，以至伦理、信仰，皆渐复起，中国医学之兴乃属必然。

迄今中医犹为国家医疗系统之辅，城市尤甚。何哉？盖一则西医赖声、光、电技术而于20世纪发展极速，中医则难见其进。二则国人惊羡西医之"立竿见影"，遂以为其事事胜于中医。然西医已自觉将入绝境：其若干医法正负效应相若，甚或负远逾于正；研究医理者，渐知人乃一整体，心、身非如中世纪所认定为二对立物，且人体亦非宇宙之中心，仅为其一小单位，与宇宙万象万物息息相关。认识至此，其已向中国医学之理念"靠拢"矣，虽彼未必知中国医学何如也。唯其不知中国医理何如，纯由其实践而有所悟，益以证中国之认识人体不为伪，亦不为玄虚。然国人知此趋向者，几人？

国医欲再现宋明清高峰，成国中主流医学，则一须继承，一须创新。继承则必深研原典，激清汰浊，复吸纳西医及我藏、蒙、维、回、苗、彝诸民族医术之精华；创新之道，在于今之科技，既用其器，亦参照其道，反思己之医理，审问之，笃行之、深化之，普及之，于普及中认知人体及环境古今之异，以建成当代国医理论。欲达于斯境，或需百年欤？予恐西医既已醒悟，若加力吸收中医精粹，促中医西医深度结合，形成21世纪之新医学，届时"制高点"将在何方？国人于此转折之机，能不忧虑而奋力乎？

予所谓深研之原典，非指一二习见之书、千古权威之作；就医界整体言之，所传所承自应为医籍之全部。盖后世名医所著，乃其秉诸前人所述，总结终生行医用药经验所得，自当已成今世、后世之要籍。

盛世修典，信然。盖典籍得修，方可言传言承。虽前此50余载已启医籍整理、出版之役，惜旋即中辍。阅20载再兴整理、出版之潮，世所罕见之要籍千余部陆续问世，洋洋大观。

今复有"中医药古籍保护与利用能力建设"之工程，集九省市专家，历经五载，董理出版自唐迄清医籍，都400余种，凡中医之基础医理、伤寒、温病及各科诊治、医案医话、推拿本草，俱涵盖之。

噫！璐既知此，能不胜其悦乎？汇集刻印医籍，自古有之，然孰与今世之盛且精也！自今而后，中国医家及患者，得览斯典，当于前人益敬而畏之矣。中华民族之屡经灾难而益蕃，乃至未来之永续，端赖之也，自今以往岂可不后出转精乎？典籍既蜂出矣，余则有望于来者。

谨序。

第九届、十届全国人大常委会副委员长

许嘉璐

二〇一四年冬

王 序

　　中医学是中华民族在长期生产生活实践中，在与疾病作斗争中逐步形成并不断丰富发展的医学科学，是中国古代科学的瑰宝，为中华民族的繁衍昌盛作出了巨大贡献，对世界文明进步产生了积极影响。时至今日，中医学作为我国医学的特色和重要医药卫生资源，与西医学相互补充、相互促进、协调发展，共同担负着维护和促进人民健康的任务，已成为我国医药卫生事业的重要特征和显著优势。

　　中医药古籍在存世的中华古籍中占有相当重要的比重，不仅是中医学术传承数千年最为重要的知识载体，也是中医为中华民族繁衍昌盛发挥重要作用的历史见证。中医药典籍不仅承载着中医的学术经验，而且蕴含着中华民族优秀的思想文化，凝聚着中华民族的聪明智慧，是祖先留给我们的宝贵物质财富和精神财富。加强对中医药古籍的保护与利用，既是中医学发展的需要，也是传承中华文化的迫切要求，更是历史赋予我们的责任。

　　2010 年，国家中医药管理局启动了中医药古籍保护与利用能力建设项目。这既是传承中医药的重要工程，也是弘扬优秀民族文化的重要举措，不仅能够全面推进中医药的有效继承和创新发展，为维护人民健康做出贡献，也能够彰显中华民族的璀璨文化，为实现中华民族伟大复兴的中国梦作出贡献。

相信这项工作一定能造福当今，嘉惠后世，福泽绵长。

国家卫生和计划生育委员会副主任

国家中医药管理局局长

中华中医药学会会长

王国强

二〇一四年十二月

王序

二

马 序

　　新中国成立以来，党和国家高度重视中医药事业发展，重视古籍的保护、整理和研究工作。自 1958 年始，国务院先后成立了三届古籍整理出版规划小组，分别由齐燕铭、李一氓、匡亚明担任组长，主持制订了《整理和出版古籍十年规划（1962—1972）》《古籍整理出版规划（1982—1990）》《中国古籍整理出版十年规划和"八五"计划（1991—2000）》等，而第三次规划中医药古籍整理即纳入其中。1982 年 9 月，卫生部下发《1982—1990 年中医古籍整理出版规划》，1983 年 1 月，中医古籍整理出版办公室正式成立，保证了中医古籍整理出版规划的实施。2002 年 2 月，《国家古籍整理出版"十五"（2001—2005）重点规划》经新闻出版署和全国古籍整理出版规划领导小组批准，颁布实施。其后，又陆续制定了国家古籍整理出版"十一五"和"十二五"重点规划。国家财政多次立项支持中国中医科学院开展针对性中医药古籍抢救保护工作，文化部在中国中医科学院图书馆专门设立全国唯一的行业古籍保护中心，国家先后投入中医药古籍保护专项经费超过 3000 万元，影印抢救濒危珍、善、孤本中医古籍 1640 余种，开展了海外中医古籍目录调研和孤本回归工作。2010 年，国家财政部、国家中医药管理局安排国家公共卫生专项资金，设立了"中医药古籍保护与利用能力建设项目"，这是继 1982~1986 年第一批、第二批重要中医药古籍整理之后的又一次大规模古籍整理工程，重点整理新中国成立后未曾出版的重要古籍，目标是形成并普及规范的通行本、传世本。

为保证项目的顺利实施，项目组特别成立了专家组，承担咨询和技术指导，以及古籍出版之前的审定工作。专家组中的许多成员虽逾古稀之年，但老骥伏枥，孜孜不倦，不仅对项目进行宏观指导和质量把关，更重要的是通过古籍整理，以老带新，言传身教，培养一批中医药古籍整理研究的后备人才，促进了中医药古籍保护和研究机构建设，全面提升了我国中医药古籍保护与利用能力。

作为项目组顾问之一，我深感中医药古籍保护、抢救与整理工作的重要性和紧迫性，也深知传承中医药古籍整理经验任重而道远。令人欣慰的是，在项目实施过程中，我看到了老中青三代的紧密衔接，看到了大家的坚持和努力，看到了年轻一代的成长。相信中医药古籍整理工作的将来会越来越好，中医药学的发展会越来越好。

欣喜之余，以是为序。

中国中医科学院研究员

马继兴

二〇一四年十二月

校注说明

《张仲景伤寒原文点精》由清代医家孟承意著。孟承意，字覃怀，河南人，生卒年月不详。乾隆五十二年（1787）以医游于山西灵石，与道人乔树焘常共论医理。本书成于乾隆五十三年（1788）之前。

全书共二卷。卷一包括伤寒总论、太阳脉证及阳明脉证上、阳明脉证下，卷二包括少阳脉证、太阴脉证、少阴脉证、厥阴脉证。编排秩序及《伤寒论》原文依柯琴《伤寒论注》之例，唯卷末缺"诸寒热证"，且脉象描述部分为孟氏据《伤寒论》赵开美本（简称"宋本《伤寒论》"）补足。注释则荟萃数位名家精论，包括程应旄、魏荔彤、柯琴、喻昌等，并在名家注文后参以己意，为之阐发校正。刊刻时，后学董春、蔺朝相以小字形式加入部分注释。

《中国中医古籍总目》载本书版本有三：一是清乾隆五十三年（1788）刻本，藏于上海中医药大学图书馆；二是清同治十三年（1874）覃怀董春刻本，藏于中国医学科学院图书馆、中国中医科学院图书馆、首都医科大学图书馆、中华医学会上海分会图书馆、南通大学医学院图书馆、湖北中医药大学图书馆、四川大学医学图书馆、成都中医药大学图书馆；三是民国时期的铅印本。

经考证，清同治十三年覃怀董春刻本极可能是清乾隆刻本的复刻本或同一版本，理由如下：①两种版本在版式上相同。版框均为24cm×15cm，无分栏，半页均有文字9行，每行23字，花口，四周双边，单黑鱼尾。②文中的错讹均未改动。如：

"躁"与"燥"混用,"故以真武镇之"的"镇"为"真"等。
二者唯一不同的是书名:清乾隆刻本题为《张仲景伤寒原文点
精》,清同治刻本题为《张仲景伤寒论原文点精》。③两刻本正
文中均有"后学芳溪董春、公弼蔺朝相同校"字样。若同治本
为董春刻本,那乾隆刻本中的后学董春又是谁?以常理推之,
这里出现的乾隆本董春与同治本董春应该是同一人,但他生活
于何时则无法确定。如他生活于乾隆年间,则同治刻本就不应
著录为董春刻本,现存的同治刻本当为现存的乾隆刻本的复刻
本。如他生活于同治年间,则现在著录为乾隆刻本的书就应是
同治刻本,而乾隆初刻本则早已佚失。况且,目前的乾隆刻本
缺少原书的扉页,书首即乔序和自序,仅以序中"乾隆"字样
难以判定该本为乾隆版本。总而言之,我们认定上海中医药大
学图书馆所藏之清乾隆刻本实与中华医学会上海分会图书馆等
单位所藏之同治刻本为同一版本,或后者为前者的复刻本。《张
仲景伤寒原文点精》刊刻后仅经民国秦伯未校订,并更名为
《伤寒纲要》[上海中医书局,民国20年(1931)版]。秦氏刊
印时,将原文中的小字加注内容一律删去,仅保留大字部分。

此次整理以清乾隆五十三年刻本为底本,《伤寒论》原文
部分参考宋本《伤寒论》、柯琴《伤寒论注》(简称"柯琴论
注"),其余以秦伯未校订的《伤寒纲要》(简称《纲要》)对
校进行整理,凡引文内容,则参考所引诸书,如《注解伤寒论》
《本草纲目》《医宗金鉴》《尚论篇》《伤寒论本义》《伤寒论后
条辨》等。

具体整理原则如下:

1. 原书繁体竖排,现改为简体横排,并加现代标点。

2. 凡方位字"右",均改为"上"。

3. 凡生僻字词，均加以注音并注释。注音采用汉语拼音加直音的方法。

4. 凡底本中因刊刻致误的明显错别字，如"灸"误作"炙"，"矢"误作"失"，"弦"误作"眩"，"末"误作"未"，"匕"误作"七"，"诊"误作"珍"，"吴"误作"莫"等予以径改，不出校记。

5. 凡底本中的俗写字、异体字、古字等均以简化字律齐，如"石羔"改为"石膏"，"鞕"改为"硬"，"内"改为"纳"，"已"改为"以"，"讝"改为"谵"等，不出校记。

6. 引文与所涉书籍完全一致者，谓之"语见"；引文与所涉书籍有个别字词不同者，谓之"语出"；引文与所涉书籍意义一致，但表述不相同者，谓之"语本"。

7. 凡底本与校本互异，若显系底本脱衍倒者，予以勘正，并予出校说明；凡底本与校本虽同，但对原书文字仍有疑问者，不妄改，只出校说明疑问、疑衍、疑脱之处，或结合理校判定是非。

8. 每卷首原有"覃怀孟承意先生著，后学芳溪董春、公弼蔺朝相同校"字样，卷末有"仲景伤寒原文点精卷×终"字样，今一并删减去。

9. 凡底本中有模糊不清难以辨认者，则以虚阙号□按所脱字数一一补入；若无法计算字数，则用不定虚阙号▨补入。二者均不出校注。

10. 原文无目录，此次整理据正文标题补。

序

　　医之为道大矣。非悉阴阳消长之理、气运胜复之变，以及生人禀赋强弱之殊，而又有化裁生心之妙，难与言医也。古圣人学究天人，参赞造化，虑民生之多夭札也，垂为经典如《灵枢》《素问》《甲乙》《难经》，所以加惠后人者意甚周也。后世禀赋日薄，调摄失宜，疾病之感于风寒者十过五六。此汉代张长沙公所为著《伤寒论》也，言简意赅，义蕴无穷，在当日自有成书。晋代王叔和编次失序，三百九十七法难存而棼①如乱丝矣。后之名贤代出，各出己见，以为编次，如条辨、论说、传注，诸书不下数十家，讲明讨论以阐发长沙公之义蕴者，洵②后学津梁③也。然随文演义未极透辟者亦复不少，又孰能起昔贤而与之辨难④也哉？余自襁褓以至既冠⑤后，日在病中，几死者屡，今之获有生命皆医药力也，因究心医道，取诸名贤之医书，披读之。正如盲人对镜，亦不自知其所学何似也。十数年后遇有病人投剂获效，窃闻鱼灯爝火⑥，不过一隙之明，究何与于医道之大哉！辛卯后挟技而游，每遇同道，即虚心切问之，其汶汶暗暗⑦者无足数。即间有一二知名者，或号专家藏，

---

　　① 棼：纷乱。
　　② 洵：确实。
　　③ 津梁：渡口和桥梁。比喻能起引导、过渡作用之著作。
　　④ 辨难：辩驳、问难。辨，通"辩"。顾起元《客座赘语·溪渔子》："辨难上下古今事，折衷损益，根据理道。"
　　⑤ 冠：弱冠，指成年。
　　⑥ 鱼灯爝火：炬火，小火。
　　⑦ 汶汶暗暗：不明貌。

或称秘授，究之未卜实效，而骄吝①时形②，所在比比也。岁丁酉，余客于灵③，适有豫省孟承意先生者，亦以医道来游灵。余偶会于友人家，坐谈④之，顷即成莫逆。询其寓，适与余邻，遂日相往还，时举《灵》《素》诸名医之疑难者互证参稽，莫不井然有条，破疑窦⑤而发理趣者十数年正无穷也。戊申春，出其手订伤寒一书，名曰《点精》以示余。编次则遵柯韵伯之例，注释则萃诸名贤之精，其有随文演义未极透辟者，则字栉⑥句梳而校正之。其书则一人之书也，其心则张长沙公以下诸名贤之心也。非深知医道之大者，岂能悉心而切究之如此哉？今日者长沙公往矣，诸名贤亦往矣，是书之作其所以羽翼夫《伤寒论》者，良非浅鲜也。余覆阅⑦数四⑧，乐得同心，因述其书之善，并以明友道之深契云。

时乾隆五十三年岁在戊申首夏⑨之月
蒲东弟虚谷道人乔树燊书于灵邑静升村之客寓

---

①　骄吝：骄傲而吝啬。
②　时形：经常出现。
③　灵：今山西省灵石县。
④　坐谈：空谈。范晔《后汉书·公孙述传》："不亟乘时与之分功，而坐谈武王之说，是效隗嚣欲为西伯也。"
⑤　疑窦：疑问之处。
⑥　栉：整理。
⑦　覆阅：审阅。
⑧　数四：多次。
⑨　首夏：初夏，指农历四月。

原 序

　　早有全部伤寒在胸，恨不得一句说明，故动手直将三阳三阴来路一齐唤醒，然后再从各经而剖晰①之，使后之学者心开神悟，由此而升堂入室不难矣。良工之心不亦苦乎！

---

① 剖晰：剖析。

目 录

南正年脉不应图

卷 一

卷 二

南正年脉不应图

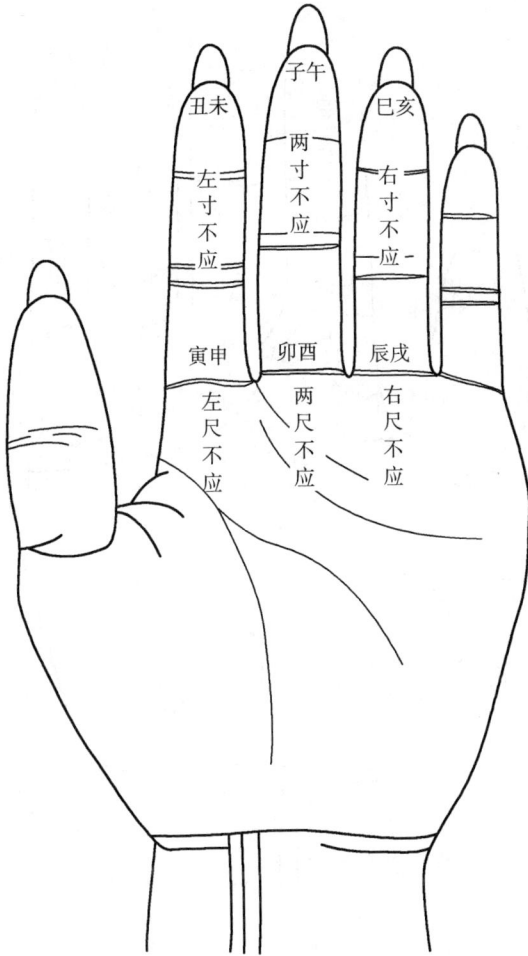

丑未
左寸
不应

子午
两寸
不应

巳亥
右寸
不应

寅申
左尺
不应

卯酉
两尺
不应

辰戌
右尺
不应

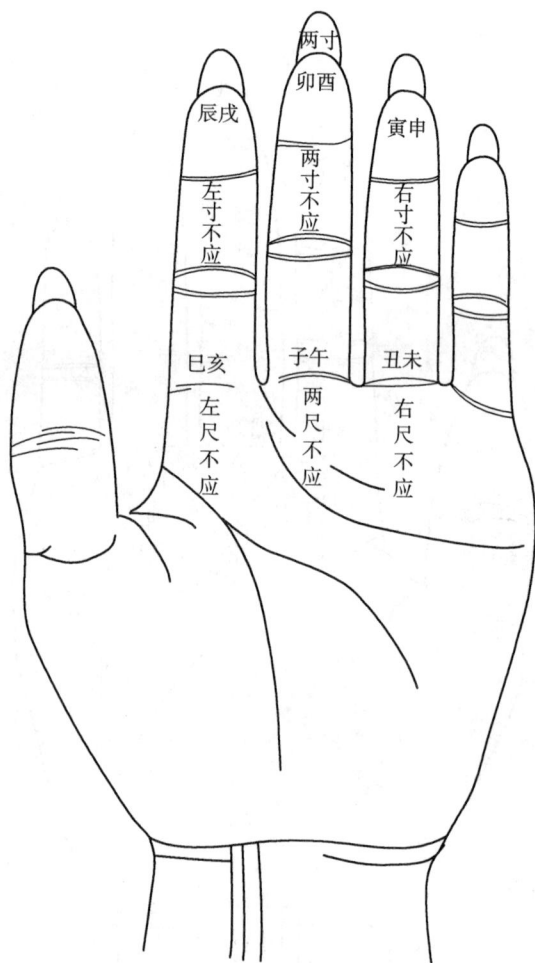

辰戌 左寸不应

两寸 卯酉 两寸不应

寅申 右寸不应

巳亥 左尺不应

子午 两尺不应

丑未 右尺不应

卷　一

伤寒总论

病有发热恶寒者，发于阳也；无热恶寒者，发于阴也。发于阳者，七日愈。发于阴者①，六日愈。以阳数七，阴数六故也。

问曰：凡病欲知何时得，何时愈？答曰：假令夜半得病者，明日日中愈；日中得病者，夜半愈。何以言之？日中得病夜半愈者，以阳得阴则解也；夜半得病，明日日中愈者，以阴得阳则解也。

问曰：脉有阴阳者，何谓也？答曰：凡脉浮、大、滑、动、数②，此名阳也；脉沉、弱、涩、弦、微，此名阴也。凡阴病见阳脉者生，阳病见阴脉者死。

开口先论证有阴阳，再分脉有阴阳，阴阳既明，而全部伤寒亦提契③在手矣。

寸口脉浮为在表，沉为在里，数为在腑，迟为在脏。

浮、沉、迟、数，脉之大纲；表、里、寒、热，证之大纲。大纲已彻，而伤寒关头不打自破，杂病亦然。

寸脉下不至关，为阳绝；尺脉上不至关，为阴绝。此

---

① 者：宋本《伤寒论》无此字。
② 凡脉浮大滑动数：宋本《伤寒论》作"凡脉大、浮、数、动、滑"。
③ 提挈：提纲挈领，指主旨。

皆不治，决死也。若计余命死生之期，期以月节克之①也。

再以尺寸分阴阳，而阴阳更无遗蕴矣。

问曰：脉欲知病愈未愈②者，何以别之？曰：寸口、关上、尺中三处，大小、浮沉、迟数同等，虽有寒热不解者，此脉阴阳为和平，虽剧当愈。

欲识未愈之脉，先识当愈之脉，当愈认得切，未愈何待言乎？由未识有病之脉，先识无病之脉也。

伤寒一日，太阳受之，脉若静者为不传；颇欲吐，若躁烦，脉数急者，为传也。

传不传，总在静躁上看。

伤寒二三日，阳明少阳证不见者，为不传也。

伤寒二三日③，三阳为尽，三阴当受邪，其人反能食而不呕，此为三阴不受邪也。

要知三阴受邪，关系不在太阳，而全在阳明。

伤寒六七日，无大热，其人躁烦者，此为阳去入阴故也。

阳去入阴之脉亦必数急而不浮者也。阴者，里也，非三阴之谓。

太阳病，头痛至七日以上自愈者，以行其经尽故也。若欲再作经④者，针足阳明，使经不传则愈。

风家，表解而不了了者，余邪未尽也。十二日愈。

上论伤寒诊病大略。

---

① 月节克之：谓与病证相克的月令节气。
② 脉欲知病愈未愈：宋本《伤寒论》作"脉病欲知愈未愈者"。
③ 二三日：宋本《伤寒论》作"三日"。
④ 若欲再作经：宋本《伤寒论》作"若欲作再经"。

太阳脉证

太阳之为病，脉浮，头项强痛而恶寒。

程云：太阳经之见证，莫确于头痛恶寒，故首揭之①。

柯云：仲景作论大法，六经各立病机一条，提揭一经纲领，必择直当②之脉证而表章之。六经虽各有表证，惟太阳主表，故表证表脉独太阳得其全③。

太阳病，发热汗出，恶风，脉缓者，名为中风。

此是中风。

太阳病，或已发热，或未发热，必恶寒，体痛，呕逆，脉阴阳俱紧者，名曰伤寒。

此是伤寒。

太阳病，发热而渴，不恶寒者，为病温④。

此是温病，而非中风伤寒也。

发汗已，身灼热者，名曰风温。

此是风温，亦非中风伤寒也。

太阳病，关节疼痛而烦，脉沉而细者，此名湿痹。

此是湿痹，亦非中风伤寒也。

太阳病于⑤解时，从巳至未上⑥。

---

① 太阳经……故首揭之：语见程应旄《伤寒论后条辨·辨太阳病脉证篇》。

② 直当：柯琴《伤寒论注·伤寒总论》作"至当"。

③ 仲景……太阳得其全：语见柯琴《伤寒论注·太阳脉证》。

④ 病温：宋本《伤寒论》作"温病"。

⑤ 于：宋本《伤寒论》作"欲"。

⑥ 从巳至未上：从上午九时至下午三时以前。

欲自解者，必当先烦，乃①有汗而解。何以知之？脉浮故知汗出解也。

设脉不浮则烦，又为入里之候矣。

太阳病未解，脉阴阳俱停，必先振栗汗出而解。但阳脉微者，先汗出而解，但阴脉微者，下之而解。若欲下之，宜调胃承气汤。

但阳脉微者，阴必盛，阴盛当汗出而解；但阴脉微者，阳必盛，阳盛当下之而解。若欲下之，宜调胃承气汤，稍和胃阴可也。

太阳病，下之而不愈，因复发汗，此表里俱虚，自当以升补为主。其人因致冒，冒蒙②汗出自愈。所以然者，汗出表和故也。得里未和③，然后复下之。

细味两"和"字，汗下有许多酌量处。不然，岂有既汗下后表里俱虚，而再用攻发之理乎？得里未和，不过是申明太阳之治法耳，不是必有之症也。

此条以表里俱虚为主，盖前之下、汗必因误而致虚致冒，邪究未去也。曰汗出自愈，总是逐邪，然此际甚难下手，观两"和"字，正是和其表里。原无大攻大发之理，曰汗出表和，表邪去矣。症变百出，安知里邪不犹有未尽也？曰然后下之。何等慎重！可知此"下"字与汗出表和"汗"字总是申明两和字也。和表不出小柴胡，和里不出大柴胡，然全不出方，已可见矣。得里未和句，正宜细

① 乃：宋本《伤寒论》作"乃烦"。
② 冒蒙：宋本《伤寒论》作"冒家"。
③ 里未和：宋本《伤寒论》作"表和"。

审，不得谓申明太阳之治法，不是必有之症。

问曰：病有战而汗出，因得解者，何也？答曰：脉浮而紧，按之反芤，此为本虚，故当战而汗出也。其人本虚，是以发战，以脉浮，故当汗出而解。若脉浮而数，按之不芤，此人本不虚，若欲自解，但汗出耳，不发战也。

必按之芤不芤，而虚实之真假毕实①。

问曰：病有不战不汗出而解者，何也？答曰：其脉自微，此以曾经发汗，若吐、若下、若亡血，以内无津液，此阴阳自和，必自愈，故不战不汗出而解也。

复用"此"字须着眼，妄治之后，内无津液，阴阳岂能自和？必当调其阴阳，不然，脉微则为亡阳，将转成阴症矣。

问曰：伤寒三日，脉浮数而微，病人身凉和者，何也？答曰②：此为欲解也，解以夜半。脉浮而解者，濈然③汗出也；脉数而解者，必能食也；脉微而解者，必不④汗出也。

脉浮濈然汗出，是邪还于表也；脉数然能食，是胃气回也；脉微不汗出，是正弱邪衰也。

上论太阳脉证大略。

桂枝汤证上

太阳病，头痛发热，汗出恶风者，桂枝汤主之。

---

① 实：《纲要》作"露"。
② 答曰：原脱，据宋本《伤寒论》补。
③ 濈（jí 挤）然：汗出貌。
④ 不：宋本《伤寒论》作"大"。

太阳病，外证未解，脉浮弱者，当以汗解，亦①桂枝汤。

初服桂枝汤，反烦不解者，因素有风热在经，是以得辛甘，反添烦闷。一刺风池、风府，所蓄之风热已开，服桂枝汤则营卫相和而自解矣。程注如此，再加参考。

太阳中风，阳浮而阴弱。阳浮者，热自发，阴弱者，汗自出，啬啬恶寒，淅淅恶风，翕翕发热，鼻鸣干呕者，桂枝汤主之。

用桂枝、麻黄二汤，全看有汗、无汗。有汗为虚，故用桂枝汤以和之；无汗为实，故用麻黄汤以发之。是长沙受授心法也。

太阳病，初服桂枝汤，反烦不解者，先刺风池、风府，却与桂枝汤则愈。

初服桂枝汤，或汗出不透，或经素有热，汤内有桂枝辛甘以助其风热而烦不解者，必先刺风池、风府以泄其热，而后用桂枝以和其营，无不愈矣。

太阳病，发热汗出者，此为营弱卫强，故使汗出。欲救邪风者，宜桂枝汤主之。

伤寒发汗解，半日许复烦②，脉浮数者，可更发汗，宜桂枝汤。

开口曰：伤寒自是麻黄证，然以解半日许乃复烦，自是营卫未和，脉虽浮数，敢再以麻黄大发乎？故转用桂枝

---

① 亦：宋本《伤寒论》作"宜"。
② 复烦：宋本《伤寒论》作"复热烦"。

汤以和其营卫耳。

脉浮数者，麻黄汤脉也，何以不用麻黄汤而更用桂枝汤？然此条已曾用过麻黄汤矣，故当更方以发其汗，宜桂枝汤。

病人脏无他病，时发热自汗出而不愈者，此卫气不和也，先其时发汗则愈，宜桂枝汤主之。

脏无他病，言纯乎太阳表病也，用桂枝汤更无疑矣。

病常自汗出者，此为营气和。营气和者，外不谐，以卫气不共①营气谐和故耳②。营行脉中，卫行脉外，复发其汗，营卫和则愈，宜桂枝汤。

太阳病，外证未解，不可下也，下之为逆，欲解外者，宜桂枝汤。

凡有一毫恶寒者，即为外证未解也。

太阳病，先发汗不解，而复下之③，脉浮者不愈。浮在外，当须解外则愈，宜桂枝汤。

割去数句，更直捷了当。

太阳病，下之，其气上冲者，可与桂枝汤，用前法。若不上冲者，不得与之。

下之以助寒水之邪而直凌心阳，故其气上冲也。

伤寒，医反④下之，续得下利清谷不止里，身疼痛者

---

① 共：与，和。
② 耳：宋本《伤寒论》作"尔"。
③ 复下之：宋本《伤寒论》作"下之"。
④ 反：宋本《伤寒论》无。

表，急当救里。后清便自调，身体①痛者，急当救表。救里宜四逆汤，救表宜桂枝汤。

下利腹胀满，身体疼痛者，先温其里，乃攻其表。温里宜四②逆汤，攻表宜桂枝汤。

先温其里，亦有不解其表而愈者，邪得温而托出也，故曰先温其里。

吐利止，而身痛不休者，当消息③和解其外，宜桂枝汤小和之。

"消息""小和"，是何等灵活，得非为吐利之后耶？

伤寒大下后，复发汗，心下痞，恶寒者，表未解也，不可攻痞，当先解表，表解乃可攻痞。解表宜桂枝汤，攻痞宜大黄黄连泻心汤。

既愈，先下后汗而成痞，再遇先攻之乎，而表邪愈陷，更无解之之日矣。

伤寒不大便六七日，头痛有热者，与承气汤。其大便圊④者，知不在里，仍在表也，当须发汗。苦头痛者，必衄，宜桂枝汤。

宜桂枝句直接发汗来，不是用桂枝止衄，亦非用在已衄后也。读者勿下词害义可耳。

太阳病，得之八九日，如疟状，发热恶寒，热多寒少，其人不呕，圊便欲自可，一日二三度发。脉微缓者，

① 体：宋本《伤寒论》无。
② 四：原脱，据宋本《伤寒论》补。
③ 消息：斟酌。
④ 大便圊：宋本《伤寒论》作"小便清"。

为欲愈也；脉微而恶寒者，此阴阳俱虚，不可更发汗、更吐、更下也；面色反有热色者，未欲解也，以其不^①得小汗出，_{是面色有热色句注解。}身必痒，宜桂枝麻黄各半汤。_{麻黄汤证内已载。}

认证出方总在此一句上想像。

太阳病，发热恶寒，热多寒少，脉微弱者，此无阳也，不可发汗，宜桂枝二越婢一汤。_{麻黄汤证内已载。}

无阳不可发汗，便是仲景法旨。

伤寒六七日，发热微恶寒，肢节烦疼，微呕，心下支结，外症未去者，柴胡桂枝汤主之。

太阳证中寻出少阳证，故用柴胡桂枝汤主之。

东垣云：六铢为一分，即今之二钱半也，二十四铢为一两。古云三两即今之一两，云二两即今之六钱半也^②。时珍曰：古之一升，即今之二合半也^③。

桂枝汤

桂枝_{二两^④，去粗皮^⑤}　白芍^⑥_{二两^⑦}　生姜_{二两^⑧}　甘草_{二两，炙^⑨}　大枣_{十二枚，擘^⑩}

---

① 不：宋本《伤寒论》此后有"能"字。
② 六铢……六钱半也：语见李东垣《用药心法·升合分两》。
③ 古之……二合半也：语见李时珍《本草纲目·序》。
④ 二两：宋本《伤寒论》作"三两"。
⑤ 去粗皮：宋本《伤寒论》作"去皮"。
⑥ 白芍：宋本《伤寒论》作"芍药"。
⑦ 二两：宋本《伤寒论》作"三两"。
⑧ 二两：宋本《伤寒论》作"三两"。
⑨ 二两炙：原作"炙，二两"，据宋本《伤寒论》乙转。
⑩ 擘：原脱，据宋本《伤寒论》补。

上以水七升，微火煮取三升，去滓，适寒温，服一升。服已须臾，啜热稀粥一升以助药力，温覆合一时许，遍身漐漐①，微似有汗者益佳，不可令如水流漓，病必不除。若一服汗出病差，停后服，不必尽剂；若不汗，更服，依前法；又不汗，后服小促其间，半日许，令三服尽。若病重者，一日一夜服，周时观之。服一剂尽，病症犹在者，更作服，若汗不出，乃服至十二三剂②，禁生冷、黏滑、肉面、五辛、酒酪、臭恶等物。

不可不及，亦不可太过，此法中之法也。

桂枝本为解肌，若其人脉浮紧，发热汗不出者，不可与③也。常须识④此，勿令误也。

本麻黄汤脉证，而与桂枝汤证，内又为之提醒，越提得醒，越用得确，真一片婆心！

酒客病，不可与桂枝汤，得汤则呕，以酒客不喜甘故也。

凡服桂枝汤吐者，其后必吐脓血也。

凡服桂枝汤吐者，必经中素有积热，故不喜热而然也。其后必吐脓血者，因误服桂枝之辛甘助阳，热伤血脉，故必吐脓血也。

---

① 漐漐：小雨不辍。此指微汗出。
② 十二三剂：宋本《伤寒论》作"二三剂"。
③ 与：宋本《伤寒论》此后有"之"字。
④ 识（zhì 志）：通"志"，《论衡·超奇》："好学勤力，博闻强识，世间多有。"识，铭记。

桂枝汤证下

太阳病三日，已发汗，若吐、若下、若温针，仍不解者，此为坏病，桂枝不中与也。观其脉症，知犯何逆，随症治之。

服桂枝汤，大汗出，脉洪大者，与桂枝汤，如前法。若形如疟，日再发者，汗出必解，宜桂枝二麻黄一汤。

大汗出，脉洪大者，必先服桂枝汤，不如法也。

太阳病，发汗，遂漏不止，其人恶风，小便难，四肢微急，难以屈伸者，桂枝加附子汤主之。

亦是发汗不如法，以致大汗亡阳也。

发汗后，身疼痛，脉沉迟者，桂枝去芍药生姜新加人参汤①主之。

此亦汗多亡阳也，但脉沉迟而不至于微，症身疼痛而但用新加汤可也。

发汗，病解②，反恶寒者，虚故③也，芍药甘草附子汤主之。

发汗过多，其人叉手自冒心，心下悸欲得按者，桂枝甘草汤主之。

发汗过多，则阳气虚衰，阳本受气于胸中，胸中阳气不足，故叉手自冒心也。

发汗后，其人脐下悸，欲作奔豚，茯苓桂枝甘草大枣

---

① 桂枝……新加人参汤：宋本《伤寒论》作"桂枝加芍药生姜各一两人参三两新加汤"。

② 病解：宋本《伤寒论》作"病不解"。

③ 故：宋本《伤寒论》无。

汤主之。

此亦发汗过多，伤心之阳，则在下寒水之气不安其位，故直凌心君而作奔豚矣。

服桂枝汤，或下之，仍头项强痛，翕翕发热，无汗，心下满微痛，小便不利者，桂枝去桂加茯苓白术汤主之。小便利则愈。

心下满微痛者，是不当下而下，邪欲陷里也。小便不利者，乃下后亡津液，而水饮停涩也。

太阳病二三日，不得卧，但欲起，心下必结，脉微弱者，此本有寒分也。反下之，若利止，必作结胸；未止者，四日复下之，此作协热利。

表热不罢而利者，皆为协热利也，故用桂枝行阳于外以解表，理中助阳于内以止利，阴阳两治，总是扶正令邪自除耳。

太阳病，外症未解①，而数下之，遂协热而利，利下不止，心下痞硬，表里不解者，桂枝人参汤主之。

既数下，而脉必如上之微弱，故与桂枝人参汤。

协热而利，向来俱作阳邪陷于下焦，果尔，安得用理中耶？盖不知利有寒热二证也②。《金鉴》。

太阳病，桂枝症，医反下之，利遂不止，脉促者，表未解也，喘而汗出者，葛根黄连黄芩汤主之。

利与上条同，而上条用理中者，以痞硬、脉弱属寒

---

① 解：宋本《伤寒论》作"除"。
② 协热而利……二证也：语见程应旄《伤寒后条辨·辨太阳病脉证篇》。孟氏误作《医宗金鉴》注文。

也；此用芩连者，以喘汗、脉促属热也。

协热、利二证，以脉之阴阳分虚实立治固当矣。然不可不辨其下利之黏秽鸭溏，小便或白或赤，脉之有力无力也①。《金鉴》。凡用借注者是愚见有颇合处，故不另注。

太阳病，下之后，脉促，胸满者，桂枝去芍药汤主之。若微恶寒者，去芍药方中加附子汤②主之。

此与前条同，以下后脉促，而用方不一者，见脉促非尽关乎热也，总按③人因证合脉，不要人据脉断症。

太阳病，下之微喘者，表未解故也，桂枝加厚朴杏仁汤主之。喘家作桂枝汤，加厚朴、杏仁④佳。

本太阳病，医反下之，因而腹满时痛者，属太阴也，桂枝加芍药汤主之；大实痛者，桂枝加大黄汤主之。

大实大痛，宜从急下。然阳分之邪初陷太阴，未可峻攻，但于桂枝汤中少加大黄，七表三里以令杀其邪可也⑤。喻注。

伤寒若吐若下后，心下逆满，气上冲胸，起则头眩，脉沉紧，下早欲成痞症也，下伤元阴也，吐伤气也，寒邪引里也。发汗则动经，身为振振⑥摇者，经络亦虚也。茯苓桂枝白术甘草汤主之。

---

① 协热利……无力也：语见吴谦《医宗金鉴·订正仲景全书伤寒论注·辨太阳病脉证并治上篇》。

② 去芍药……附子汤：宋本《伤寒论》作"桂枝去芍药加附子汤"。

③ 按：《纲要》作"要"。

④ 仁：宋本《伤寒论》作"子"。

⑤ 大实大痛……可也：语出喻昌《尚论篇·太阴经全篇》。

⑥ 振振：颤动貌。

烧针令其汗，针处被寒①，核起而赤者，必发奔豚。气从少腹上冲心者，灸其核上各一壮，与桂枝加桂汤也。

阳愈亡，愈不能堤②水之浸凌，故必发奔豚也。

伤寒脉浮，医以火迫却③之，亡阳，必惊狂，起卧不安者，桂枝去芍药加蜀漆龙骨牡蛎救逆汤主之④。

火逆下之，因烧针烦躁者，桂枝甘草龙骨牡蛎汤主之。

火则亡阳，下则亡阴，焉得而不烦躁乎！烦躁者，阴阳脱离之象也。

上论桂枝坏症十八条，凡坏症不属桂枝者，见各症中。

桂枝症附方

桂枝二麻黄一汤

本桂枝汤二分，麻黄汤一分，合为二升，分再服，后人合一方，失仲景异道同归之活法。

桂枝加附汤

本方加附子一枚，炮，去皮，破八片，煎服，不须啜粥。

桂枝去芍药生姜新加人参汤

本方去芍药、生姜，加人参三两。

发汗后身疼是表虚，不得更兼辛散，故去生姜。沉为在里，迟为在脏，自当远阴寒，故去芍药。当存甘温

---

① 被寒：被邪气侵袭。
② 堤：堤防。
③ 却：宋本《伤寒论》作"劫"。
④ 主之：原脱，据宋本《伤寒论》补。

之品以和营，更兼人参以通血脉，里和而表自解矣。名曰新加者，见表未解，无补中法，今因脉沉迟而始用之，与用四逆汤治身疼、脉沉之法同义。彼在未汗前而脉反沉，是内外皆寒，故用干姜、生附大辛大热者，协甘草以逐里寒，而表寒自解。此在发汗后而脉沉迟，是内外皆虚，故用人参之补中益气，以率领桂枝、甘、枣而通血脉，则表里自和也。此又与桂枝人参汤不同，彼因妄下而胃中虚寒，故用姜术，尚协表热，故倍桂甘。此因发汗不如法，亡津液而经络空虚，故加人参。胃气未伤，不须白术，胃中不寒，故不用干姜①。此温厚和平之剂②。

柯注爽快可爱，豁亮无比。

芍药甘草附子汤

芍药　炙草各二钱③　附子一枚，炮，去皮，破八片

水五升，煮一升五合，分温三服。

桂枝甘草汤

桂枝四钱④，去皮⑤　炙甘草二钱⑥

水二升⑦，煮一升，顿服。

---

① 干姜：原作"甘姜"，据柯琴论注改。
② 发汗后身疼……之剂：语见柯琴《伤寒论注·桂枝汤证下》。
③ 二钱：宋本《伤寒论》作"三两"。
④ 四钱：宋本《伤寒论》作"二两"。
⑤ 去皮：原脱，据宋本《伤寒论》补。
⑥ 二钱：宋本《伤寒论》作"二两"。
⑦ 二升：宋本《伤寒论》作"三升"。

茯苓桂枝甘草大枣汤

茯苓半斤　桂枝四钱①，去皮②　甘草二钱③，炙④　大枣十二枚⑤，擘

以甘澜水⑥一斗，煮茯苓减二升，纳⑦煮三升，温服一升，日三服。

桂枝去桂加茯苓白术汤

芍药　生姜　白术　茯苓各三两　炙草二两　大枣十二枚

水八升，煮三升，服一升。

桂枝人参汤

桂枝四两　人参四两⑧　炙草四两　白术三两　干姜五两⑨

水九升，先煮四味，取五升，纳桂，煮三升，温服。日再服，夜一服。

葛根黄芩黄连汤

葛根半斤　黄芩三两　黄连三两　炙草二两

水八升，先煮葛根，减二升，纳诸药，煮取二升，分温二服。

---

① 四钱：宋本《伤寒论》作"四两"。

② 去皮：原脱，据宋本《伤寒论》补。

③ 二钱：宋本《伤寒论》作"二两"。

④ 炙：原脱，据宋本《伤寒论》补。

⑤ 十二枚：宋本《伤寒论》作"十五枚"。

⑥ 甘澜水：又谓劳水，把水放在盆内，用瓢将水扬起来，倒下去，如此多次，水面上有无数水珠便是。

⑦ 纳：宋本《伤寒论》此后有"诸药"。

⑧ 四两：宋本《伤寒论》作"三两"。

⑨ 五两：宋本《伤寒论》作"三两"。

桂枝去芍药加附子汤

桂枝四两①，去皮②　生姜三两，切③　甘草二两，炙④　大枣十二枚，擘⑤　附子三枚⑥，炮⑦

水六升⑧，煮⑨二升⑩，分温三服⑪。

此因下后脉促而不汗出，胸满而不喘，非阳盛也，是寒邪内结，将作成结胸之脉。桂枝汤阳中有阴，去芍药之酸苦，则阴气流行，而邪自不结，即扶阳之剂矣。若微恶寒，则阴气凝聚，恐姜桂之力不能散，必加附子之辛热。仲景于桂枝汤中一加一减，遂成三法。

桂枝加厚朴杏仁⑫汤

本方加厚朴二两，炙⑬，去粗皮，杏仁五十枚。

水七升，微火煮取三升，温服一升，覆取微似汗。

桂枝加芍药汤

本方加芍药三两。

桂枝加大黄汤

① 四两：宋本《伤寒论》作"三两"。
② 去皮：原脱，据宋本《伤寒论》补。
③ 切：原脱，据宋本《伤寒论》补。
④ 炙：原脱，据宋本《伤寒论》补。
⑤ 擘：原脱，据宋本《伤寒论》补。
⑥ 三枚：宋本《伤寒论》作"一枚"。
⑦ 炮：原脱，据宋本《伤寒论》补。
⑧ 六升：宋本《伤寒论》作"七升"。
⑨ 煮：宋本《伤寒论》此后有"取"字。
⑩ 二升：宋本《伤寒论》作"三升"。
⑪ 分温三服：宋本《伤寒论》作"温服一升"。
⑫ 杏仁：宋本《伤寒论》作"杏子"。
⑬ 炙：原脱，据宋本《伤寒论》补。

本方加大黄二两，芍药三两。

按：论中无芍药，疑误。

茯苓桂枝白术甘草汤

茯苓四两　桂枝三两，去皮①　炙草二两　白术二两

水六升，煮三升，分温三服。

桂枝加桂汤

本方加桂枝二两。

桂枝去芍药加蜀漆牡蛎龙骨救逆汤

桂枝五两　蜀漆洗去腥②　生姜各三两　炙草二两③　大枣
十二枚　龙骨四两　牡蛎五两

水一斗二升，煮漆减二升，纳诸药，煮取三升，温服
一升。

桂枝甘草龙骨牡蛎汤

桂枝一两，去皮④　甘草炙　龙骨　牡蛎各二两，熬⑤

水五升，煮二升半，温服八合。

桂枝疑似症

伤寒脉浮，自汗出，小便数，心烦，微恶寒，脚挛
急。反与桂枝汤欲攻其表，此误也。得之便厥，咽中干，
烦躁，吐逆者，作甘草干姜汤与之，以复其阳；若厥愈足
温者，更作芍药甘草汤与之，其脚即伸；若胃气不和，谵

---

① 去皮：原脱，据宋本《伤寒论》补。
② 洗去腥：原脱，据宋本《伤寒论》补。
③ 炙草二两：原脱，据宋本《伤寒论》补。
④ 去皮：原脱，据宋本《伤寒论》补。
⑤ 熬：原脱，据宋本《伤寒论》补。

语者，少与调胃承气汤。

自汗、心烦、恶寒，皆阳虚之症，以脚挛急认是阴虚；咽干、烦躁，皆阳盛症，独以厥认为亡阳。独处藏奸，惟仲景先生独能看破①。柯注。

甘草干姜汤

炙甘草四两　　干姜二两

水三升，煮取一升五合②，分温再服。

芍药甘草汤

芍药③四两　　炙草四两

法如前。

甘草干姜得理中之半，取其守中，不须其补中。芍药甘草汤得桂枝之半，用其和里，不许其攻表④。自是明眼快论，点破迷途，妙。

麻黄汤证上

太阳病，头痛发热，身疼腰痛，骨节疼痛，恶风无汗而喘者，麻黄汤主之。

脉浮者，病在表，可发汗，麻黄汤。脉浮而数者，可发汗，宜麻黄汤。

冬月风寒本同一体，故中风、伤寒皆恶风恶寒，营病卫必病。重风之重者便是伤寒，伤寒之浅者便是中风，不必在风寒上细合，须当在有汗上无汗上着眼耳。

① 自汗心烦……看破：语见柯琴《伤寒论注·桂枝证附方》。
② 合：原作"升"，据宋本《伤寒论》改。
③ 芍药：宋本《伤寒论》作"白芍"。
④ 甘草干姜……攻表：语见柯琴《伤寒论注·桂枝证附方》。

诸脉浮数，当发热而洒淅恶寒。若有痛处，饮食如常者，蓄积有脓也。

浮数之脉，岂可例而论乎？类证能搜得干净，则本证愈露得明显。

疮家虽身疼痛，不可发汗，汗出则痓①。

营血本虚，再一发汗而伤其营，筋无所养，能不成痓乎？脉浮数者，法当汗出而愈，若身重、心悸者，不可发汗，当自汗出乃解。所以然者，尺中脉微，此里虚，须发里实，津液自和，便自汗出愈。

仲师云：尺脉微者，不可发汗。又云：尺脉微者，不可下。无非相人津液之奥旨，所以恶下之。脉虽浮数不改，亟②宜法汗者，亦必审谛其尺脉，不当率意经情有如此矣③。喻注明白了当。

寸口脉浮而紧，浮则为风，紧则为寒。风则伤卫，寒则伤营。营卫俱病，骨节烦疼，当发其汗也。

太阳病，脉浮紧，无汗，发热，身疼痛，八九日不解，表症仍在，此当发其汗，麻黄汤主之。服药已，微除，其人发烦目瞑，剧者必衄，衄乃解。所以然者，阳气重故也。

伤寒脉浮紧者，麻黄汤主之。不发汗，因致衄。

太阳病，脉浮紧，发热，身无汗，自衄者，愈。

---

① 痓：宋本《伤寒论》作"痉"。

② 亟：急。

③ 仲师云……如此矣：语出喻昌《尚论篇·太阳经中篇》。

衄家不可发汗，汗出必额上陷①，脉急紧，目直视不能眴②，不得眠。

既衄则伤血，又汗则伤液。血液伤则经脏失养，故有脉紧急，目直视不能眴，不得眠等症也。

脉浮紧者，法当身疼痛，宜以汗解之。假令尺中迟者，不可发汗。以营气不足，血少故也。

此条虽不出方，可以意会，视景岳新方内大温中饮、理阴煎之类，必从此悟出也。

太阳与阳明合病，喘而胸满者，不可下，麻黄汤主之。

阳明病，脉浮，无汗而喘者，发汗则愈，宜麻黄汤。

太阳病，十日以去，脉浮细而嗜卧者，外解也；设胸满胁痛者，与③柴胡汤；但脉④浮者，与麻黄汤。

上论麻黄汤、柴胡汤相关脉证。

麻黄汤

麻黄二两⑤，去节　桂枝二两　炙草一两，炙　杏仁七十个，去尖

水九升⑥，先煮麻黄减一升⑦，去沫，纳诸药，煮二升半。温服八合，覆取微似汗，不须啜粥，余如桂枝法。一

---

① 陷：原脱，据宋本《伤寒论》补。
② 眴：眼球转动。
③ 与：宋本《伤寒论》此后有"小"字。
④ 但脉：宋本《伤寒论》作"脉但"。
⑤ 二两：宋本《伤寒论》作"三两"。
⑥ 九升：宋本《伤寒论》作"八升"。
⑦ 一升：宋本《伤寒论》作"二升"。

服汗出者，停后服，汗多亡阳，遂虚，恶风烦躁，不得眠也。多汗者，温粉扑之。

大青龙烦躁在未汗先，是为阳盛；此烦躁在以已汗后，是阴虚。阴虚则阳无所附，若用桂枝以回阳，其不杀人者鲜矣。

麻黄汤证下

太阳病，得之八九日，如疟状，发热恶寒，热多寒少，其人不呕，圊便欲自可，一日二三度发。脉微缓者，为欲愈也；脉微而恶寒者，此阴阳俱虚，不可更发汗、更下、更吐也；面色反有热色者，未欲解也，此句后阴阳俱虚来。以其不得小汗出，身必痒，宜桂枝麻黄各半汤。

用麻黄桂枝各半汤者，以八九日来正气已虚，邪犹未解，不可更汗，又不可不汗，故立此和解法耳。

麻黄桂枝各半汤①

桂枝汤三合，麻黄汤三合，并为六合，顿服。

太阳病，发热恶寒，热多寒少，脉微弱者，此无阳也，不可发②汗，宜桂枝二越婢一汤。

玩此条汤方，应在"热多寒少"下，下"脉微弱"，"不可发汗"，正与用大青龙汤一样禁法，不然前后亦矛盾矣。且桂枝二越婢一汤到底是发汗之剂，不过于大青龙有轻重之别耳。既云不可发汗，而何谓又发其汗哉？必是传写之伪。

---

① 麻黄桂枝各半汤：宋本《伤寒论》作"桂枝麻黄各半汤"。

② 发：宋本《伤寒论》作"更"。

上论麻黄桂枝各半汤脉症。

麻黄汤变证汗后虚症

未持脉时，病人叉手自冒心，此望而知之也。师因教①试令咳而不咳者，此必两耳聋无闻也，问而知之也。所以然者，以重发汗，虚故如此。

病人脉数，数为热，当消谷引食，而反吐者，此以发汗，令阳气微，膈气虚，脉乃数也。数为客热，不能消谷，以胃中虚冷，故吐也。上条因发汗而心血虚，此条因发汗而胃气虚也。

病人有寒，复发汗，胃中冷，必吐蛔。

发汗后，腹胀满者，厚朴生姜半夏甘草人参汤②主之。

发汗后，水药不得入口为逆，若更发汗，必吐③不止。

发汗后见此者，由未汗之先其人已是中寒，故一误不堪再误也。

汗后④，重发汗，必恍惚心乱，小便已阴疼，与禹余粮丸。

厚朴生姜半夏甘草人参汤

厚朴炙，去皮　生姜　半夏洗，各半斤　甘草二两，炙⑤　人参一两

---

① 教：原脱，据宋本《伤寒论》补。

② 厚朴生姜……人参汤：宋本《伤寒论》作"厚朴生姜甘草半夏人参汤"。

③ 吐：宋本《伤寒论》此后有"下"。

④ 汗后：宋本《伤寒论》作"汗家"。

⑤ 炙：原脱，据宋本《伤寒论》补。

水一合①，煮取三升②，温服一升，日三服。

上论汗后虚症。

发汗后，不可更行桂枝汤，无汗③而喘，旧本有"无"字。大热④者，可与麻黄杏子甘草石膏汤。

下后，不可更行桂枝汤，若⑤无汗⑥而喘，大热⑦者，可与麻黄杏子甘草石膏汤。

此两条原文内，是有汗而喘，无大热者，末用麻黄杏子甘草石膏汤，想有汗，不得用麻黄，无大热，又何得用石膏耶？尝返复而不解，一见此公更正，大为有理，令人称快。

此两条若果无汗而喘、大热者，仲师自直出方矣，何故必先言不可更行桂枝汤哉？盖必先服桂枝，辛热烁肺而致喘，外虽无大热，而邪郁于内，表究未彻也。正恐人因有汗而复用桂枝，故先提明不可更行桂枝汤，而以石膏宁肺、宁喘，以麻黄发其内郁未彻之邪也。愚见如此，尚希指迷。

《金鉴》谓汗出而喘，无大热而不恶寒，是邪不在太阳之表且汗出而不恶热，邪亦不在阳明之里，以其汗出而喘，知邪独在太阴肺经，故不可更行桂枝，而与麻杏甘

① 一合：宋本《伤寒论》作"一斗"。
② 三升：宋本《伤寒论》此后有"去滓"。
③ 无汗：宋本《伤寒论》作"汗出"。
④ 大热：宋本《伤寒论》作"无大热"。
⑤ 若：宋本《伤寒论》无。
⑥ 无汗：宋本《伤寒论》作"汗出"。
⑦ 大热：宋本《伤寒论》作"无大热"。

石，肺邪散而汗喘自止矣①。

麻黄杏子甘草石膏汤

麻黄四两，去节②　杏仁五十个，去皮尖③　炙草二两　石膏半斤，碎，绵裹④

水七升，先煮麻黄，减二升，去上沫，纳诸药，煮取二升，温服一升。

病发于阳，而反下之，热入因作结胸。若不结胸，但头汗出，余处无汗，至⑤颈而还，小便不利，身必发黄。

既不能汗，又不能小便，瘀热全无出路，故身必发黄。

伤寒瘀热在里，身必发黄，麻黄连翘赤小豆汤主之。

此瘀热亦无出路也。

麻黄连翘赤小豆汤

麻黄去节⑥　连翘　甘草炙⑦　生姜切⑧，各二两　杏仁四十个，去皮尖⑨　赤小豆一升　大枣十二个⑩，擘⑪　生梓白皮

---

①　谓汗出……自止矣：语见吴谦《医宗金鉴·订正仲景全书伤寒论注·辨太阳病脉证并治上篇》。

②　去节：原脱，据宋本《伤寒论》补。

③　去皮尖：原脱，据宋本《伤寒论》补。

④　碎绵裹：原脱，据宋本《伤寒论》补。

⑤　至：宋本《伤寒论》作"剂"。

⑥　去节：原脱，据宋本《伤寒论》补。

⑦　炙：原脱，据宋本《伤寒论》补。

⑧　切：原脱，据宋本《伤寒论》补。

⑨　去皮尖：原脱，据宋本《伤寒论》补。

⑩　个：宋本《伤寒论》作"枚"。

⑪　擘：原脱，据宋本《伤寒论》补。

切①，一斤②

以潦水③一升④，先洗⑤麻黄再沸，去上沫，纳诸药，煮取三升，分温三服，半日服尽。

上论麻黄汤变症。

葛根汤证

太阳病，项背强几几，无汗恶风者，葛根汤主之。

太阳病，项背强几几，而汗出恶风者，桂枝加葛根汤主之。

全着眼有汗、无汗。

太阳与阳明合病，必⑥自利，葛根汤主之。

太阳与阳明合病，不下⑦利，但呕者，葛根加半夏汤主之。

两阳相合必表盛而里虚，故必自下利也。

葛根汤

葛根四两　麻黄二两⑧，去节⑨　生姜三两，切⑩　桂枝二两，

---

① 切：原脱，据宋本《伤寒论》补。
② 一斤：宋本《伤寒论》作"一升"。
③ 潦水：雨水。
④ 一升：宋本《伤寒论》作"一斗"。
⑤ 洗：宋本《伤寒论》作"煮"。
⑥ 必：宋本《伤寒论》无。
⑦ 下：宋本《伤寒论》作"自"。
⑧ 二两：宋本《伤寒论》作"三两"。
⑨ 去节：原脱，据宋本《伤寒论》补。
⑩ 切：原脱，据宋本《伤寒论》补。

去皮①　芍药二两　甘草一两②，炙③　大枣十枚④，擘⑤

水一斗，先煮麻黄、葛根，减二升，去上⑥沫，纳诸药，煮取三升，温服一升。覆取微似汗，不啜粥，余如桂枝法⑦。

桂枝加葛根汤

本方加葛根四两。

葛根加半夏汤

本方加半夏半升。

大青龙汤证

太阳中风，脉浮紧，发热恶寒，身疼痛，不汗出而烦躁者，大青龙汤主之。

见有不汗出而烦躁之症，不必问中风伤寒，亦不必问脉紧脉缓，而总以大青龙汤主之，无不宜也。

伤寒脉浮缓，发热恶寒，无汗烦躁⑧，柯公补此两句，明白。身不疼但重，乍有轻时，无少阴症者，大青龙汤发之。

脉微弱，汗出恶风者，不可服之。服之则厥逆，筋惕肉𥆧⑨，此为逆也。此禁断不可忽。

---

① 去皮：原脱，据宋本《伤寒论》补。
② 一两：宋本《伤寒论》作"二两"。
③ 炙：原脱，据宋本《伤寒论》补。
④ 十枚：宋本《伤寒论》作"十二枚"。
⑤ 擘：原脱，据宋本《伤寒论》补。
⑥ 上：原脱，据宋本《伤寒论》补。
⑦ 不啜粥……桂枝法：宋本《伤寒论》作"不须啜粥，余如桂枝法将息及禁忌"。
⑧ 发热恶寒无汗烦躁：宋本《伤寒论》无。
⑨ 筋惕肉𥆧：筋肉抽动。"惕""𥆧"义近，皆指抽动。

中风而脉紧，伤寒而脉缓，自是风寒互亘①也。前条发热恶寒，身疼痛，不汗出而烦躁，大青龙固矣。次条吃紧处在"但重，乍有轻时"句，恐人误认身重，为少阴但欲寐证也，故曰"乍有轻时"，见是无少阴症者，亦宜大青龙发之。发热恶寒等症，自在言下，不然脉浮缓，身不疼，但重而不见无汗烦躁等症，敢轻用大青龙乎？

烦躁一症，前误下烧针后，自是阴阳脱离，心阳飞越，故于桂枝和表中用龙骨等以安神敛浮。未汗烦躁自是阳邪拂郁，故以大青龙发之；已汗烦躁自是寒水冲激，故以真武真②之。是否酌之。

大青龙汤

麻黄六两，去节③　桂枝二两，去皮④　甘草二两，炙⑤　杏仁四十枚，去皮尖⑥　生姜三两，切⑦　大枣十枚⑧，擘⑨　石膏如鸡子大，打碎

以水九升，先煮麻黄，减二升，去上沫，纳诸药，煮取三升，温服一升，取微似汗。

此即加味麻黄汤也。加石膏者，因热盛烦躁，无津作汗，故取其甘以生津，寒以清火，是于太阳经中预保阳明

---

① 亘：《纲要》作"伤"。亘，横贯。
② 真：《纲要》作"镇"。
③ 去节：原脱，据宋本《伤寒论》补。
④ 去皮：原脱，据宋本《伤寒论》补。
⑤ 炙：原脱，据宋本《伤寒论》补。
⑥ 去皮尖：原脱，据宋本《伤寒论》补。
⑦ 切：原脱，据宋本《伤寒论》补。
⑧ 十枚：宋本《伤寒论》作"十二枚"。
⑨ 擘：原脱，据宋本《伤寒论》补。

之先着。加姜枣者，以培中气。又虑夫转属太阴也，又恐其内热顿除，而外之表邪不解，变为寒中，故必倍麻黄以发汗，再倍甘草以和中，一汗而表里双解，风热两除。此大青龙所以佐麻、桂二方之不及也。

小青龙汤证

伤寒表不解，心下有水气，干呕发热而咳，或渴，或利，或噎，或小便不利，少腹满，或喘者，小青龙汤主之。

小青龙方

桂枝_{去皮}①　芍药　甘草　麻黄_{去节}②　细辛　干姜各三钱③　半夏_洗④　五味子各半斤⑤

以水一斗，先煮麻黄，减二升，去上沫，纳诸药，煮取三升，温服一升。若渴，去半夏，加栝蒌根三两；若微利，去麻黄，加芫花⑥_{当是少许}，如鸡子大，熬令赤色；若噎者，去麻黄，加附子一枚，炮；若小便不利，少腹满者，去麻黄，加茯苓四两；若喘者，去麻黄，加杏仁半升，去皮尖。

伤寒心下有水气，咳而微喘，发热不渴，小青龙汤主之。服汤已渴者，此寒去欲解也。

咳而微喘，水射肺也，故心下有水气，全从此一句

---

① 去皮：原脱，据宋本《伤寒论》补。

② 去节：原脱，据宋本《伤寒论》补。

③ 三钱：宋本《伤寒论》作"三两"。

④ 洗：原脱，据宋本《伤寒论》补。

⑤ 半斤：宋本《伤寒论》作"半升"。

⑥ 芫花：宋本《伤寒论》作"荛花"。

看出。

五苓散证

中风发热，六七日不解而烦，有表里证，渴欲饮水，水入则吐，名曰水逆，五苓散主之。多服①暖水，汗出愈。发汗已，脉浮数，烦渴者，五苓散主之。

必有小便不利证，才切用五苓主之。

太阳病，发汗后，大汗出，胃中干，烦躁不得眠，欲得饮水者，少少与饮之，令胃气和则愈。若脉浮，小便不利，微热消渴者，五苓散主之。

太阳病，其人发热汗出，不恶寒而渴者，此转属阳明也。渴欲饮水者，少少与之，但以法救之，宜五苓散。

全条见阳明篇，此节以备五苓症。

发汗后，饮水多必喘，以水灌之亦喘。

太阳病，饮水多，小便利者，水邪在上也。必心下悸；小便少者，必苦里急也。水邪在下也。

原文"饮水多"句在"小便利者"下，此以"饮水多"三字贯下，其旨跃然。

伤寒汗出而心下悸②，渴者，五苓散主之；不渴者，茯苓甘草汤主之。

汗出多而伤心之阳，则水愈无制，故心下悸。渴者，气不化生也，以五苓散导水为急；不渴者，以茯苓甘草汤补心阳为急。

---

① 服：宋本《伤寒论》作"饮"。
② 心下悸：宋本《伤寒论》无。

本以下之，故心下痞，与泻心汤。痞不解，其人渴而口燥①烦，小便不利者，五苓散主之。

大下之后，复发汗，小便不利者，亡津液故也，勿治之，得小便利，必自愈。

凡病，若发汗，若吐，若下，若亡血、亡津液，阴阳自和者，必自愈。

若亡血、亡津液，本汗吐下后之坏症也，阴阳如何能和？必待之多日，果能自和者，方敢言愈矣。玩两"自"字，自知。

五苓散

猪苓②去皮　白术　茯苓各十八铢　泽泻一两六铢　桂枝半两，去皮③

上五味，捣为末④，以白饮⑤和服方寸匕。

伤寒厥而心下悸，宜先治水，当用⑥茯苓甘草汤，却治其厥。不尔，水渍入胃，必作利也。

茯苓甘草汤

茯苓　桂枝去皮⑦，各二两　甘草一两，炙　生姜三两，切⑧

上四味，以水四升，煮⑨二升，去滓，分温三服。

---

① 燥：原作"躁"，据宋本《伤寒论》改。
② 猪苓：原作"朱苓"，据宋本《伤寒论》改。
③ 去皮：原脱，据宋本《伤寒论》补。
④ 末：宋本《伤寒论》作"散"。
⑤ 白饮：米汁。
⑥ 用：宋本《伤寒论》作"服"。
⑦ 去皮：原脱，据宋本《伤寒论》补。
⑧ 切：原脱，据宋本《伤寒论》补。
⑨ 煮：宋本《伤寒论》此后有"取"字。

十枣汤证

太阳中风，下利呕逆，表解者，乃可攻之。其人漐漐汗出，发作有时，头痛，心下痞硬满，引胁下痛，干呕短气，汗出不恶寒者，此表解里未和也，十枣汤主之。

程云：所可惑者，头痛外惟身汗一症，表里难辨。汗出，发热，恶寒，则微有表。若汗出，发热，不恶寒，则只从不恶寒处认证。知表已解，里气为饮邪抟结①不和，虽头痛亦属里邪上攻，非关表也②。此公注释多刻，惟此明快。

太阳之邪，既入里宜下矣。又有不下胸膈，不下肠胃，而下心与胁下者，较下结胸部位稍卑，较下胃实部位又稍高，此下中之又一法也③。魏注极细。

下法多为胃实邪热燥液，肠胃中责其无水，令邪液结聚心下胁脘④。中责其多水，故荡涤肠胃之药俱无所用，惟以芫、遂、大戟之辛苦从高分下之，而必以大枣补土，杀毒破结，仍是和中，惟恐有伤于胃耳。盖此汤为下水厉剂，易损人于倏忽，不可轻用也。

十枣汤

芫花熬赤⑤　甘遂　大戟各等分

上三味，各异捣筛，称已，合治之。以水一升半，煮

---

① 抟结：集聚凝结。
② 所可惑者……表也：语见程应旄《伤寒论后条辨·辨太阳病脉证篇》。
③ 太阳之邪……法也：语见魏荔彤《伤寒论本义·太阳上篇总论》。
④ 脘：原作"腕"，据文义改。
⑤ 赤：宋本《伤寒论》无。

大肥枣①十枚，取八合，去枣，纳药末②。强人服一钱匕，羸人半钱，温服之，平旦服。若下少，病不除③者，明日更服，加半钱。得快下利后，糜粥自养。

青龙散表邪，使水从汗出，所谓开鬼门是也。十枣逐里邪，使水从二便出，所谓洁净府是也。

陷胸汤症

病发于阳，而反下之，热入因作结胸；病发于阴，而反下之，因作痞。所以成结胸者，以下之太早故也。

病发于阳，即发热恶寒之谓也；病发于阴，即无热恶寒之谓也。然病发于阳而误下者，未尝无痞硬；病发于阴而误下之，亦时成结胸。良由人之气体不同，或从实化，或从虚化也④。《金鉴》。

单申明所以成结胸之故，而不申明所以成痞者，见病发于阳，本属可下，不过下之太早故耳；病发于阴，本不可下，即下之不早，亦必成痞。

结胸无大热⑤，但头微汗出者，此为水结在胸胁也，大陷胸汤主之。

水停胸中，隔热于上而蒸蒸⑥也，故曰水结在胸胁也。

伤寒六七日，结胸热实，脉沉而紧，心下痛，按之石

---

① 大肥枣：宋本《伤寒论》作"大枣肥者"。
② 末：原作"未"，据宋本《伤寒论》改。
③ 除：原作"馀"，据宋本《伤寒论》改。
④ 然病发……虚化也：语见吴谦《医宗金鉴·订正仲景全书伤寒论注·辨太阳病脉证并治上篇》。
⑤ 热：宋本《伤寒论》此后有"者"字。
⑥ 蒸蒸：热气上升。

硬者，大陷胸汤主之。

脉沉而紧，安知非寒结结胸？盖胸中者，阳气之所聚也，邪热当胸而结，直至心下，石硬且痛，则脉不但沉紧，甚至有伏而不见者，乌可以脉沉紧为非热耶？大抵辨结胸之法，但当凭证最为有准①。汪注。

太阳病，重发汗而复大②下之，不大便五六日，舌上燥而渴，日晡③小有潮热。从心下至少腹硬满而痛，不可近者，大陷胸汤主之。

凡误吐、误下、误发汗、误加烧针，俱宜着眼着心。

大陷胸汤

大黄六两，去皮④　芒硝一升　甘遂一钱七分⑤

上三味，以水六升，先煮大黄，取二升，去滓，纳芒硝，煮二沸⑥，纳甘遂末，温服一升，得快利，止后服。

结胸者，项亦强，如柔痉状，下之则和，宜大陷胸丸。

结胸症具者，胸惟邪蔽，阻塞清阳，而项亦为之强。津液已夺，筋无所养，更为柔痉状矣。

结胸而至项强，是浊邪布满于上，有升无降，阳气不能旋转，筋失荣养，所以状如柔痉。不下邪无去路，故改

---

① 脉沉而紧……为有准：语见汪琥《伤寒论辩证广注·辩太阳病脉证并治法下》。

② 大：宋本《伤寒论》无。

③ 日晡：下午三时至五时。

④ 去皮：原脱，据宋本《伤寒论》补。

⑤ 一钱七分：宋本《伤寒论》作"一钱匕"。

⑥ 二沸：宋本《伤寒论》作"一两沸"。

汤为丸，峻治而行缓，邪去正液①自生。治法之缓急，大有分别也。

大陷胸丸

大黄八两② 芒硝 杏仁去皮尖熬黑③ 葶苈子熬④，各半斤⑤

上大黄⑥、葶苈捣筛，纳杏仁、芒硝，合研如脂，和散，取弹丸一枚，别捣甘遂末一钱匕、白蜜二合、水二升，煮取一升，顿服之，一宿⑦乃下，如不下更服，取下为效。

小结胸病，正在心下，按之则痛，脉浮滑者，小陷胸汤主之。

小陷胸汤

黄连一两 半夏半斤⑧，洗⑨ 大栝蒌实一枚

上三味，以水六升，先煮栝蒌，取三升，去滓，纳诸药，煮取二升，去滓，分温三服。

结胸症，其脉浮大者，不可下，下之则死。

胸既结矣，本当下，以开其结。然脉见浮大，则表邪未尽，下之，是令其结而又结也，所以主死。

① 液：《纲要》作"气"。
② 八两：宋本《伤寒论》作"半斤"。
③ 去皮尖熬黑：原脱，据宋本《伤寒论》补。
④ 熬：原脱，据宋本《伤寒论》补。
⑤ 半斤：宋本《伤寒论》作"半升"。
⑥ 大黄：此后原衍"杏仁"，据宋本《伤寒论》删。
⑦ 宿：原作"须"，据宋本《伤寒论》改。
⑧ 半斤：宋本《伤寒论》作"半升"。
⑨ 洗：原脱，据宋本《伤寒论》补。

结胸症悉具，烦躁者亦死。

"亦"字是承上条来，见妄下固死，失下亦死。

结胸症悉具，是从前失下之过，追至津衰液涸，阴阳不相交济，烦躁不宁，下之迟矣。此症固不可妄下，亦不可失下，关系最大。

问曰：病有结胸，有脏结，其状何如？答曰：按之痛，寸脉浮，关脉沉，名曰结胸也。如结胸状，饮食如故，时时下利，寸脉浮，关脉小细沉紧，名曰脏结。舌上白胎滑者，难治。

舌上白胎滑者，胸中有寒也，双顶上两层来，非单就脏结说也。

脏结无阳症，不往来寒热，其人反静，舌上胎滑者，不可攻也。病人胁下素有痞，连在脐傍，痛引小腹，入阴筋者，此名脏结，死。

泻心汤症

伤寒汗出解之后，胃中不和，心下痞硬，干呕①食臭，外亡津液也。胁下有水气，腹中雷鸣，下利者，土不胜水也。生姜泻心汤主之。

生姜泻心汤

生姜四两，切　人参　黄芩　甘草炙②，各三两　半夏半

---

① 呕：宋本《伤寒论》作"噫"。

② 炙：原脱，据宋本《伤寒论》补。

斤①, 洗②　干姜　黄连各一两　大枣十二枚, 擘③

上八味, 以水一斗, 煮取六升, 去滓, 再煎至④二升⑤, 温服一升, 日三服。

伤寒中风, 医反下之, 其人下利日数十行, 胃中空虚。谷不化, 腹中雷鸣, 心下痞硬而满, 客气上逆。干呕, 心烦不得安。医见心下痞, 谓病不尽, 复下之, 其痞益甚, 此非结热, 但以胃中空⑥虚, 客气上逆, 故使硬也, 甘草泻心汤主之。

既经屡下, 而致胃中空虚, 客气上逆, 就于虚逆处着想其治法。

甘草泻心汤

前方去人参、生姜, 加甘草一两, 干姜二两, 余同前法。

伤寒五六日, 呕而发热者, 柴胡症具, 而以他药下之, 若心下满而硬痛者, 此为结胸也, 大陷胸汤主之。但满而不痛者, 此为痞, 柴胡不中与之, 宜半夏泻心汤。

半夏泻心汤

前方加半夏半升, 干姜二两, 去生姜, 余同前⑦法。

---

① 斤: 宋本《伤寒论》作"升"。
② 洗: 原脱, 据宋本《伤寒论》补。
③ 擘: 原脱, 据宋本《伤寒论》补。
④ 至: 宋本《伤寒论》作"取"。
⑤ 二升: 宋本《伤寒论》作"三升"。
⑥ 空: 宋本《伤寒论》无。
⑦ 前: 原脱, 据宋本《伤寒论》补。

伤寒吐下后，复①发汗，虚烦，脉甚微，八九日心下痞硬，原文有八九日下十五字。胁下痛，气上冲咽喉，眩冒，经脉动惕者，久而成痿。

太阳病，医发汗，发汗固是，但不可不审其虚实。仍②发热恶寒，复③下之，心下痞。表里俱虚，阴阳气并竭，无阳则阴独，恐发热者不发，而只一恶寒矣。复加烧针，因胸烦，面色青黄，肤眴者，难治；今色微黄，手足温者，易愈。

无胃气，故难治；有胃气，故易治。全于青、黄二色辨之也。

伤寒本自寒下，医复吐下之，寒格更逆吐下，若食入口即吐，干姜黄连黄芩人参汤④主之。

此属误复吐下，上下不交，阴阳不接，寒格于下，热格于上，故用芩、连以撤上焦之热，干姜以温在下之寒，人参补元气而安中土，则上下和而格拒⑤开矣。

本自寒下，是伤寒之先已被寒邪所侵，医复吐下，误吐则胃气上逆，误下则元阳下亏，遂致寒格，食入即吐。主以干姜黄连黄芩人参汤，苦以降上焦逆上之阳，姜、参以补下中虚结之寒，与治腹痛欲吐之黄连汤，其意颇同。设使上焦之阳逆而不实，安敢以此汤投之哉。

---

① 复：宋本《伤寒论》无。

② 仍：宋本《伤寒论》作"遂"。

③ 复：宋本《伤寒论》此前有"因"字。

④ 干姜黄连黄芩人参汤：宋本《伤寒论》作"干姜黄芩黄连人参汤"，下同。

⑤ 拒：原作"柜"，据文义改。

干姜黄连黄芩人参汤

干姜　黄芩　黄连　人参各二两①

上四味，以水六升，煮取二升，分温再服。

伤寒服汤药，下利不止，心下痞硬。服泻心汤已，复以他药下之，利不止。医以理中与之，利益甚。理中者，理中焦，此利在下焦，与屡下见之也。赤石脂禹余粮汤主之。复利不止者，当利其小便。

此复利不止者，非从前下焦滑脱之谓，是收涩闭水，水无去路，膀胱渗化力微，分溢大便而复利耳，故当利其小便也。眼光如电。

赤石脂禹余粮汤

赤石脂　禹余粮各一斤，碎②

上二味，以水六升，煮取二升，去滓，分温三服。

伤寒发汗，若吐，若下，解后心下痞硬，噫气不除者，旋覆代赭石③汤主之。

解后，心下痞硬，噫气不除者，乃邪气去而胃气亏，正气虚而浊气凝，伏饮缘以为逆，故致此耳。

旋覆代赭石④汤

覆花　甘草炙⑤，各三两　人参二两　半夏半斤⑥，洗⑦　生

---

① 二两：宋本《伤寒论》作"三两"。
② 碎：原脱，据宋本《伤寒论》补。
③ 石：宋本《伤寒论》无。
④ 石：宋本《伤寒论》无。
⑤ 炙：原脱，据宋本《伤寒论》补。
⑥ 半斤：宋本《伤寒论》作"半升"。
⑦ 洗：原脱，据宋本《伤寒论》补。

姜五两　代赭石一两　大枣十二枚，擘①

上七味，以水一斗，煮六升，去滓，再煎②三升。温服一升，日三服。

抵当汤症

太阳病六七日，表症仍在，脉微而沉，反不结胸，其人发狂者，以热在下焦，少腹当硬满，小便自利者，下血乃愈。所以然者，以太阳随经，瘀热在里故也，抵当汤主之。

六七日表症仍在，曷为不先解其外耶？又曷为攻药中不兼用桂枝耶？以脉微而沉，反不结胸，知邪不在上焦，而在下焦也。若少腹硬满，小便自利，则其人如狂者，为血蓄下焦无疑矣，故下其血自愈。

喻云：此证较桃仁承气证更重，然蓄血而至于发狂，则热势攻心，桃仁承气不足以动其血，桂枝不足以散其邪，非用单刀直入之将必不能斩关取胜，故其名汤为抵当。抵者，至也，乃至当不易之良将也③。

太阳病身黄，脉沉结，少腹硬，小便不利者，为无血也。小便自利，其人如狂者，血结症④也，抵当汤主之。

小便不利，何以见其非血症也？盖小便不利，乃热瘀膀胱无刑⑤之气病，为发黄之候也。小便自利，则膀胱之

① 擘：原脱，据宋本《伤寒论》补。
② 煎：宋本《伤寒论》此后有"取"字。
③ 此证……之良将也：语见喻昌《尚论篇·太阳经上篇》。
④ 血结症：宋本《伤寒论》作"血证谛"。
⑤ 刑：通"形"。《国语·越语》："死生因天地之刑。"

气化行，然后少腹满者，元为有形之血蓄矣。庸工不能辨症，实于此等处未着眼耳。

伤寒有热，少腹满，应小便不利，今反利者，为有血也，当下之，不可余药，宜抵当丸。

抵当汤

水蛭熬　虻虫去翅足，熬，各三十个　桃仁二十粒，去皮尖①

大黄三两，酒洗②

上四味，以水五升，煮取三升，去滓，温服一升。不下，再服。

抵当丸

水蛭二十个，熬③　虻虫二十个，去翅足　桃仁二十五个，去皮尖　大黄三两

上四味，杵分为④四丸，以水二升⑤，煮一丸，取七合服之，晬时⑥当下血，若不下者，更服。

太阳病不解，热结膀胱，其人如狂，血自下，下者愈。其外不解者，尚未可攻，当先解⑦外；外解已，但少腹急结者，乃可攻之，宜桃仁承气汤⑧。

少腹急结者，其人如狂，亦必小便自利。而或如下

---

① 去皮尖：原脱，据宋本《伤寒论》补。
② 酒洗：原脱，据宋本《伤寒论》补。
③ 熬：原脱，据宋本《伤寒论》补。
④ 为：宋本《伤寒论》无。
⑤ 二升：宋本《伤寒论》作"一升"。
⑥ 晬时：一昼夜。
⑦ 解：宋本《伤寒论》后有"其"字。
⑧ 桃仁承气汤：宋本《伤寒论》作"桃核承气汤"。

条，其色必黑，后知为血证也。

桃仁①承气汤

桃仁五十个，去皮尖　甘草炙　桂枝去皮　芒硝各二两　大黄四两

上五味，以水七升，煮取二升半，去滓，纳芒硝，更上火微沸，下火先食，温服五合，日三服，当微利。

阳明病，其人喜忘者，必有蓄血。所以然者，本有久瘀血，故令喜忘。屎虽硬，大便反易，其色必黑者，宜抵当汤下之。

亦验血症法也。

病人无表里症，发热七八日，不大便②，虽脉浮数者，可下之③。假令已下，脉数不解，合热则消谷善④饥，至六七日不大便者，有瘀血，宜抵当汤。若脉数不解，而下利⑤不止，必协热便脓血也。

浮数，必浮数有力之脉也，可下之，不过调胃承气汤，非大承气之谓也。

火逆诸症

太阳病中风，以火却⑥发汗，邪风被火热，血气流溢，失其常度。两阳相熏灼，身体则枯燥，但头汗出，剂颈而

---

① 仁：宋本《伤寒论》作"核"。

② 不大便：宋本《伤寒论》无。

③ 下之：原脱，据宋本《伤寒论》补。

④ 善：宋本《伤寒论》作"喜"。

⑤ 利：宋本《伤寒论》无。

⑥ 却：宋本《伤寒论》作"劫"。

还①，其身发黄。阳盛则欲衄，阴虚小便难。阴阳俱虚竭，腹满微喘，口渴②咽烂，或不大便，久则谵语，甚者至哕，手足躁扰，捻衣摸床。小便利者，其人可治。

仲景③以小便利一端，辨真阴之亡与未亡最细。盖水出高源，小便利，则津液不枯，肺气不逆可知也。肾以膀胱为府，小便利，则膀胱之气化行，肾水不枯可知也④。喻注。

太阳病，以火熏之，必火伤经血也。不得汗，其人必躁，过⑤经不解，必圊血，名为火邪。

太阳病二日，烦躁，反熨其背而大汗出。大热入胃，胃中水竭，躁烦，必发詀⑥语。热极凡兼寒化也。十余日振栗⑦，自下利者，此为欲解也。补缺半段。⑧

伤寒脉浮，医以火迫劫之，亡阳必惊狂，起卧不安者，桂枝去芍药加蜀漆牡蛎龙骨救逆汤主之。

太阳伤寒者，加温针必惊也。伤营阴也。

若重发汗，必亡阳。复加烧针者，必亡阴。四逆汤主之。

此条重发汗，复加烧针，窃谓都是亡阳之候。盖阳几于亡，阴逆上干无制，故以四逆汤回阳也。若果烧针有伤

---

① 身体则枯燥……而还：宋本《伤寒论》置其于"阴阳俱虚竭"后。
② 渴：宋本《伤寒论》作"干"。
③ 仲景：原作"仲师"，据《尚论篇》改。
④ 仲景……不枯可知也：语见喻昌《尚论篇·太阳经上篇》。
⑤ 过：宋本《伤寒论》作"到"。
⑥ 詀：多言。
⑦ 栗：原作"慄"，据上下文义改。
⑧ 段：原作"叚"，据上下文义改。

营血，阴亦将亡，四逆汤中全无阴药，恐非对症之剂。是否尚希。指南。

火逆下之，因烧针烦躁者，桂枝甘草龙骨牡蛎汤主之。其脉沉者，营气微也。营气微者，加烧针，则血流不行，更发热而烦躁也。

营气本微，而再加烧针，以伤其①营阴，则孤阳能不躁扰耶？

烧针令其汗，针处被寒，核起而赤者，必发奔豚。气从少腹上冲心者，灸其核上各一壮，与桂枝加桂汤。

微数之脉，慎不可灸，因火为邪，则为烦逆，追虚逐实，血散脉中，火气虽微，内攻有力，焦骨伤筋，血难复也。

阴本虚也，加之以火，是为追虚；热本实也，助之以火，是为逐实。

痉湿暑证

太阳病，发汗太多，因致痉。以下全是言证。脉沉而细②，身热足寒，头项强急，恶寒，时头热面赤，目脉赤③，独头面摇，卒口噤，背反张者，痉病也。

脉沉者，营气微也。细者，阳气少也。身热足寒，下焦虚也。头项强急，恶寒，尚有太阳也。时头热面目赤，将转阳明也。

---

① 其：原作"起"，据《纲要》改。

② 脉沉而细：宋本《伤寒论》无。

③ 时头热……目脉赤：原作"时头热面目赤脉赤"，据宋本《伤寒论》改。

痉病总纲

头面摇，卒口禁，背反张者，取阳明也。痉病之本面目也，认痉症者全在此。治法当滋阴以和里，慎勿以脉沉细而大用温药也。

太阳病，发热无汗，反恶寒者，名曰刚痉。太阳病，发热汗出，不恶寒者，名曰柔痉。表气虚实分刚柔。

上论湿症。

病人①一身尽疼，发热，日晡所②剧者，此名风湿。以上是症。此病伤于以下是因汗出当风，或久伤取冷所致也。

风湿为病，脉阴阳俱浮，自汗出，身重，多眠睡，鼻息必鼾，语言难出。以下言误治。若被③下者，小便不利④，直视失溲。若被火者，微发黄色，剧则如惊痫，时瘈疭⑤。

问曰：值天阴雨不止，风湿相搏，两句因。一身尽疼，法当汗出而解。一句症，下是治。医云此可发汗，汗之病不愈者，何也？答曰：发其汗，汗大出者，但风气去，湿气在，是故不愈也。若治风湿者，发其汗，但微微似欲出汗者，风湿俱去也。

伤寒八九日，风湿相抟困，身体疼烦风，不能自转侧□症湿，不呕，不渴，脉浮虚风脉而涩湿者，桂枝附子汤主之治。若其人大便硬，小便自利者，去桂枝加白术汤主之。

① 人：宋本《伤寒论》作"者"。
② 所：大约，左右。
③ 被：原作"彼"，据宋本《伤寒论》改。
④ 小便不利：原作"小便利"，据宋本《伤寒论》改。
⑤ 瘈疭（chì zòng 翅纵）：抽搐。

大便硬不是因于胃家实，而因于脾气虚矣。

桂枝附子汤

桂枝四两，去皮① 附子三枚，炮，去皮，破② 大枣十二枚，擘③ 生姜三两，切④ 甘草二两，炙⑤

上五味，以水六升，煮取二升，去滓，分温三服。

桂枝附子去桂加白术汤

前方去桂枝加白术四两。

余同前法。

初服，其人身如痹，半日许复服之，三服都尽，其人如冒状，勿怪，以术附并走皮肉，逐水气未得除，故使之耳。法当加桂四两，此本一方二法。以大便硬，小便自利，去桂也；以大便不通，小便不利，当加桂。附子三枚恐多也，虚弱家及产妇宜减服之。

风湿相抟，骨节疼烦风，掣痛不得屈伸湿，近之则痛剧，汗出风短气，小便不利湿，恶风不欲去衣，或身微肿者湿，甘草附子汤主之。

甘草附子汤

炙甘草 白术各三两⑥ 桂枝四钱⑦，去皮 附子二枚，炮，

---

① 去皮：原脱，据宋本《伤寒论》补。
② 去皮破：原脱，据宋本《伤寒论》补。
③ 擘：原脱，据宋本《伤寒论》补。
④ 切：原脱，据宋本《伤寒论》补。
⑤ 炙：原脱，据宋本《伤寒论》补。
⑥ 三两：宋本《伤寒论》作"二两"。
⑦ 四钱：宋本《伤寒论》作"四两"。

去皮，破①

上四味，水六升，煮取三升，去滓，温服一升，日三服。初服得微汗则解，能食；汗复烦者，服三合②。

太阳病，关节疼痛而烦，脉沉而细者，此名湿痹。湿痹之候，其人小便不利，大便反快，当③利其小便。

治湿不利小便④，非其治也。

风湿相搏者，法当⑤汗。风去湿在者，当利小便，此两大法。吐下、火攻，非其治也。

湿家之为病，一身尽疼，发热，身色如⑥熏黄。

湿家，但⑦头汗出，背强，欲得被覆向火，若下之则哕，胸满，小便不利，舌上如胎者，以丹田有热，胸中有寒，渴欲得水，而不能饮，口燥烦也。

湿家，但头汗出，而身必无汗，是湿郁里也。背强欲得被覆向火，是湿侵太阳之表也。若误下之，则哕而胸满，舌上如胎者，是胸中有寒也。小便不利，渴欲得水，口燥烦，是湿邪入里生热，丹田有热也，而不能饮，仍是湿之本面也。

湿家病，身上疼痛，发热面黄而喘，头痛鼻塞而烦，其脉大，自能饮食，腹中和无病，病在头中寒湿，故鼻

----

① 炮去皮破：原脱，据宋本《伤寒论》补。
② 三合：宋本《伤寒论》作"五合"。
③ 当：宋本《伤寒论》此前有"但"字。
④ 小便：原脱"小"字，据文义补。
⑤ 法当：原作"当法"，据理乙转。
⑥ 如：宋本《伤寒论》此后有"似"字。
⑦ 但：宋本《伤寒论》此前有"其人"字。

塞。纳药鼻中，则愈。

点名头中寒湿，示人勿误认伤寒也。

又论湿症。

太阳中暑①者，发热，恶寒，身重而疼痛，其脉弦细芤迟，小便已，洒洒然毛耸，手足逆冷，小有劳身即热，口开，前板齿燥。若发汗则恶寒甚，加温针则发热甚，数下之则淋甚。

汗则伤阳，下则伤阴，温针则引火内入也。

阳明先有蕴结躁热，所以才见太阳感寒浮紧之脉，而内伏郁热，一齐涌出，与表邪相搏。独表独里，均非治法，故有发汗、攻下、烧针之禁，清里热、解表邪兼治为宜。

太阳中暑，其人汗出恶寒，身热而渴也。

阳明脉症上

阳明之为病，胃家实也②。

此只举其阳明病根在实，而勿得以胃实即为可下之症。

问曰：阳明病外症云何？答曰：身热，汗自出，不恶寒，反恶热也。

阳明病，有外症，有内证。潮热自汗，不大便，内证也；身热汗自出，不恶寒反恶热，外症也。内外分明，用药自无误矣。

---

① 暑：宋本《伤寒论》作"暍"。
② 也：宋本《伤寒论》无。

阳明病，脉浮而紧者，必潮热，发作有时。但浮者，必盗汗出。

此已入阳明之症，未离太阳之脉，当从症不从脉也。

伤寒三日，阳明脉大。

脉大，正阳明邪实之正脉也。病阳明者，务具此脉，方可下夺。

脉浮而大，心下反硬，有热，属脏者，攻之，不令发汗；属腑者，不令溲数，溲数则大便硬。汗多则热愈，汗少则便难，脉迟尚未可攻。

脉浮而大，阳明兼太阳脉也。心下反硬，其邪上高也。脏腑即表里也。若有热属里者，自当攻之，而不令发汗；属表者，自当发汗，而不令溲数，是两法、两禁也。何以见其不令溲数、发汗也。盖溲数则津竭而便难，发汗多则热愈炽胜，而必至于发狂。愈字从上有热来，汗少则津越，即便难，故不可令溲数、发汗也。如此则在表，固不可攻，而在里，当攻无疑矣。虽然脉沉，尚不可攻也。

阳明病，心下硬满者，不可攻之。攻之，利遂不止者死，利止者愈。

上条热既属脏，利于急攻，所以存津液也。此条热邪初炽，禁其妄攻，所以保中气也。要知腹满已见太阴一班①，阳明、太阴相配偶，胃实则太阴转属于阳明，胃虚则阳明转属于太阴矣。此仲景大有分寸处，诊者大宜着

---

① 班：通"斑"。《离骚》："纷总总其离合兮，班陆离其上下。"

眼①。柯注精绝。

伤寒呕多，虽有阳明症不可攻之。

欲攻其实，先虑其虚，是治阳明病要着②。

阳明病，自汗出，若发汗，小便自利者，此为津液内竭，大便虽硬不可攻之，当须自欲大便，宜其③蜜煎导而通之。因其势而导之也。若土瓜根及与④大猪胆汁，皆可为导。

阳明病，本自汗出，医更重发汗，病已瘥，尚微烦不了了者，必大便硬故也。以亡津液，胃中干燥，故令大便硬。当问其小便日几行，若本小便日三四行，今日再行，故知大便不久出。今为小便数少，以津液当还入⑤胃中，故知不久必大便也。

提出亡津液句，为世之不惜津液者告也。

与上条俱不据用承气汤，而或用蜜煎或任其自便者，总见胃家实，不是一定可攻症。

蜜煎方⑥

蜜⑦七合

上一味，于铜器内煎，凝如饴状，搅之，勿令焦著，欲可丸，并手捻作挺⑧，令头锐，大如指，长二寸许。当

① 上条……大宜着眼：语见柯琴《伤寒论注·阳明脉证上》。
② 着：首要之事。
③ 其：宋本《伤寒论》无。
④ 与：宋本《伤寒论》无。
⑤ 入：原作"如"，据宋本《伤寒论》改。
⑥ 方：宋本《伤寒论》无。
⑦ 蜜：宋本《伤寒论》此前有"食"字。
⑧ 挺：原作"挺"，据宋本《伤寒论》改。

热时急作，冷则硬。以纳谷道中，欲大便时，乃去之。

猪胆汁方

大猪胆一枚，泻汁

加醋少许，以灌谷道中①，如一食顷，当大便出宿食恶物，甚效。

问曰：病有得之一日，不发热而恶寒者，"而"字是语助辞，非转语也。何也？答曰：虽得之一日，恶寒将自罢，即自汗出而恶热也。

阳明恶寒，终是带表，至于腑病则恶热矣。表之罢否，须于曰此验之矣。

问曰：恶寒何故自罢？答曰：阳明居中土也，万物所归，无所复传，始虽恶寒，二日自止，此为阳明病也。

上论胃实症。

问曰：缘何②得阳明病？答曰：太阳病，若发汗，若下，若利小便，亡③津液，胃中干燥，因转属阳明。胃实，大便难者，此名阳明也。

此明太阳转属阳明之病，因有此亡津液之病机，成此胃家实之病根也。

阳脉④微而汗出少者，为自和也，汗出多者，为太过。阳脉实，因发其汗，出多者，亦为太过。太过为阳实⑤于

① 中：宋本《伤寒论》作"内"。
② 缘何：宋本《伤寒论》作"何缘"。
③ 亡：宋本《伤寒论》此前有"此"字。
④ 阳脉：宋本《伤寒论》作"脉阳"。
⑤ 实：宋本《伤寒论》作"绝"。

里，亡津液，大便因硬也。

此示人不论中风、伤寒，脉微、脉实，欲发其汗者，不可不早虑及阴津也。

本太阳病，初服时发其汗，汗先出不彻，因转属阳明也①。

前云：发汗、攻下、利小便，过伤津液，太阳证因而转属阳明。此条言初得时发汗失其分寸，以致汗虽出而未透彻，邪未尽随汗解，余邪乘势内侵，因而转属阳明。何以为辨？下条是也。

伤寒转属阳明者，其人濈然②微汗出也。

此亦汗出不止之互辞。

伤寒发热无汗，呕不能食，而反汗出濈濈然者，是转属阳明也。

胃实之病机在汗出多，病情却在不能食。不能食，必因其人胃家素实也。

太阳病，寸缓关浮尺弱，其人发热汗出，复恶寒，呕③，但心下痞者，此以医下之也。如④不下者，病人不恶寒而渴者，此转属阳明也。小便数者，大便必硬，不大便

---

① 本太阳病……阳明也：宋本《伤寒论》作"本太阳初得病时，发其汗，汗先出不彻，因转属阳明也"。

② 濈然：形容微汗出连绵不断，一阵接一阵。

③ 呕：宋本《伤寒论》作"不呕"。

④ 如：宋本《伤寒论》此后有"其"字。

十日，无所苦也。渴欲饮水者①，少②与之，但以法救之③。若小便不利④，渴者，五苓散主之。

此太阳、阳明并病也，病机在渴，以桂枝脉症而兼渴，其人津液素亏可知。小便数，则非消渴矣。以此知大便虽硬，是津液不足，不是胃家有余，即十日不便而无硬痛、痞满之苦，不得为承气症。饮水、利水是胃家实而脉弱之正治也，不用猪苓汤⑤，而用五苓散者，以表热未除故耳。

伤寒，脉浮⑥缓，手足自温者，系在太阴。太阴者，身当发黄，若小便自利者，不能发黄。至七八日大便硬者，为阳明病也。

病机全在小便，小便不利是津液不行，故湿土自病，病在肌肉⑦。小便自利，是津液越出，故燥土受病，病在胃也。

上论他经转属症。

问曰：脉有阳结、阴结⑧，何以别之？答曰：其脉浮而数，能食，不大便者，此为实，名曰阳结也，期十七日当剧。其脉沉而迟，不能食，身体重，大便反硬，名曰阴结也，期十四日当剧。

此条本为阴结发论。阳结即是胃实，为阴结作陪耳。

① 者：宋本《伤寒论》无。
② 少：宋本《伤寒论》此后有"少"字。
③ 但以法救之：原脱，据宋本《伤寒论》、柯琴论注补。
④ 若小便不利：宋本《伤寒论》、柯琴论注均无。
⑤ 猪苓汤：原作"朱苓汤"，据宋本《伤寒论》改。
⑥ 浮：宋本《伤寒论》此后有"而"字。
⑦ 肌肉：原作"机肉"，据《纲要》改。
⑧ 结：宋本《伤寒论》此后有"者"字。

阴结无表症，当属之少阴，不可以身重、不能食为阳明应有之症。沉迟为阳明当见之脉，大便硬为胃家实，而不敢用温补之剂也。

上论阴阳结症。

阳明病，脉迟，汗出多，微恶寒者，表未解也，可发汗，宜桂枝汤。阳明病，脉浮无汗而喘者，发汗则愈，宜麻黄汤。

此与上条全同太阳，而属之阳明者，不头项强痛故也。要知二方专为表邪而设，不为太阳而设。见麻黄症，即用麻黄汤，见桂枝症，即用桂枝汤，不必问其太阳、阳明也。若恶寒一罢，则二方所必禁矣。

脉浮而迟，面热赤而战惕者，六七日当汗出而解①。迟为无阳，不能作汗，其身必痒也。

阳明病，法多汗，反无汗，其身如虫行皮中状者，此②久虚故也。

此邪热欲出表作汗，而正气衰弱，不能达之也。

阳明病，口燥，但欲漱水，不能③咽者，此必衄。

此阳明热在经，而不在腑，故必衄。

脉浮发热，口干鼻燥，能食者则衄。

上论阳明在表脉证。

伤寒四五日，脉沉而喘满，沉为在里，而反发其汗，津液越出，大便为难，表虚里实，久则谵语。发汗多，若

---

① 解：宋本《伤寒论》此后有"反发热者，差迟"句。
② 此：宋本《伤寒论》此后有"以"字。
③ 能：宋本《伤寒论》作"欲"。

重发汗者，亡其阳，谵语。脉短者死，脉自和者不死。

谵语者，胃热，阳也；脉短者，气衰，阴也。阳病见阴脉，故死也。

谵语直视^①神脱，喘满气脱者死，下利者阴脱亦死。

夫实则谵语，虚则郑声。郑声者，重语也。

阳明病，下血谵语者，此为热入血室。但头汗出者，刺期门，随其实而泻之，濈然汗出则愈。

妇人中风，发热恶寒，经水适来，得之七八日，热除而脉迟身凉。胸胁下满，如结胸状，谵语者，此为热入血室也，当刺期门，随其实而泻^②之。

妇人伤寒，发热，经水适来，昼日明了，暮则谵语，如见鬼状者，此为热入血室，无犯胃气，及上下焦，必自愈。

谵语多属胃实，然亦有不属胃实者，故特举此三条以告之。

上论阳明谵语脉证。

阳明脉证下^③

阳明中风，口苦咽干，腹满微喘，发热恶寒，脉浮而紧，若下之，则腹满小便难也。

若据以"腹满"一证，为热入阳明而下之，则表邪乘虚复陷，故腹更满也，里热愈竭其液，故小便难也。

---

① 谵语直视：宋本《伤寒论》作"直视谵语"。
② 泻：宋本《伤寒论》作"取"。
③ 下：原脱，据柯琴论注补。

阳明中风，脉弦浮大而短气，腹部①满，胁下及心痛，久按之气不通，鼻干不得汗，嗜卧，一身及面目悉黄，小便难，有潮热，时时哕，耳前后肿，刺之小瘥，外不解，病过十日，脉弦浮者，与小柴胡汤。脉但浮，无余症者，与麻黄汤。若不尿，腹满加哕者，不治。

全以"不得汗"三字为主脑，故酌量于柴胡、麻黄二汤，间以通其久闭，总是要得汗耳②。程此注最快，故当取之。

上论阳明中风症。

阳明病，若能食，名中风；不能食，名中寒。

此不特以能食不能食别风寒，更以能食不能食审胃家虚实也，使诊家着眼处。

阳明病，若中寒，不能食，小便不利，手足濈然汗出，此欲作痼瘕，必大便初硬后溏。所以然者，以胃中冷，水谷不别故也。

发热无汗，呕不能食，太阳表证。现在转属阳明，何以见之？反濈濈然汗出，于此可知。

阳明病，不能食，攻其热必哕，所以然者，胃中虚冷故也。以其人本虚，故攻其热必哕。

仲景治③阳明之心法，全在可攻未可攻，故谆谆以胃家虚实相告耳。

若胃中虚冷，不能食者，饮水则哕。

阳明病，脉迟，腹满，食难用饱，饱则微烦，头眩，

---

① 部：宋本《伤寒论》作"都"。
② 全以……要得汗耳：语出程应旄《伤寒论后条辨·辨太阳病脉证篇》。
③ 治：原脱，据《纲要》补。

必小便难，此欲作谷疸，虽下之，腹满如故。所以然者，脉迟故也。

伤寒脉迟六七日，而反与黄芩汤彻其热。脉迟为寒，今与黄芩汤，复除其热，腹中应冷，当不能食，今反能食，此名除中，必死。

阳明病，初欲食，小便反不利，大便自调，其人骨节疼，翕然如有热状，奄然发狂，濈然汗出而解者，此水不胜谷气，与汗共并，脉紧则愈。胃本不虚，是水气不宜，胃不实，可知湿流关节也。躁化不行而湿在皮肤也，因水气怫郁，郁极而发也。

脉紧者，对迟而言，非紧则为寒之谓。

小便不利，大便自调，骨节疼，内的有水湿也。坐实有水，下文"水不胜谷气"二句，才能有根。

若脉迟，至六七日不欲食，为未解；食自可者，为欲解。

脉迟者，寒也。六七日不欲食，寒伤胃气也，故为未愈。食自可者，寒消胃复也，故为欲愈。

伤寒大吐大下之，极虚，复极汗者，以①其人外气怫郁，复与之水，以发其汗，因得哕。所以然者，胃中虚②冷故也。

纵有外气怫郁，乃吐下后阳无所依，面戴之假象也。岂可复与之水，以发其汗乎？

上论阳明中寒症。

阳明病欲解时，从申至戌上。

---

① 以：宋本《伤寒论》无。
② 虚：宋本《伤寒论》作"寒"。

卷　二

栀子豉汤证

阳明病，脉浮紧，咽燥口苦，腹满而喘，发热汗出，不恶寒，反恶热，身重。若发汗则燥，心愦愦而谵语；若加烧针，必怵惕烦燥不得眠；若下之，则胃中空虚，客气动膈，心中懊𢙢，舌上胎者，栀子豉汤主之。

热在上焦，故用栀子豉汤。

若渴欲饮水，口干舌燥者，白虎加人参汤主之。

热在中焦，故用白虎加人参汤。

若脉浮发热，渴欲饮水，小便不利者，猪苓汤主之。

热在下焦，故用猪苓汤。

发汗吐下后，虚烦不得眠，若剧者，必反覆颠倒，心中懊𢙢，栀子豉汤主之；若少气者，栀子甘草豉汤主之；若呕者，栀子生姜豉汤主之①。

"反覆颠倒"四字，切肖②不得眠之状，为虚烦二字传神，此火性动摇，心无依著故也。心居胃土，即阳明之表，故制栀豉汤因而越之。若少气，若呕，又从虚烦中想出，烦必伤气，加甘草以益气。虚热相搏，必欲呕，加生姜以散邪。

---

① 主之：宋本《伤寒论》无。
② 切肖：切合相似。

发汗，若下之而发烦热，胸中空①者，栀子豉汤主之。

下后更烦，按之心下濡者，为虚烦也，宜栀子豉汤主之。

阳明病下之，其外有热，手足温，不结胸，心中懊憹，饥②不能食，但头汗出者，栀子豉汤主之。

伤寒，医以丸药大下之，身热不去，微烦者，栀子豉汤③主之。

太阳之表，当汗而不当吐；阳明之表，当吐而不当汗；太阳之里，当利小便而不当下；阳明之里，当下而不当利小便。今人但知汗下而遗其吐法耳，试观仲景④诸吐法，出入加减，是何等手眼！

栀子豉汤

栀子十四枚，擘⑤　香豉四合，绵裹

上二味，以水四升，先煮栀子，得二升⑥，纳豉，取升半⑦，去滓，分为二服，温进一服，得吐止后服。

栀子甘草豉汤

本方加甘草二两，余同前法。

栀子生姜豉汤

本方加生姜五两，余同前法。

---

① 空：宋本《伤寒论》作"窒"。
② 饥：宋本《伤寒论》无。
③ 栀子豉汤：宋本《伤寒论》作"栀子干姜汤"。
④ 景：原脱，据文义补。
⑤ 擘：原脱，据宋本《伤寒论》补。
⑥ 二升：宋本《伤寒论》作"二升半"。
⑦ 升半：宋本《伤寒论》作"一升半"。

伤寒五六日，大下后，身热不去，心中结痛①者，未欲解也，栀子干姜汤主之。

栀子干姜汤

栀子十四枚，擘②　干姜二两

上二味，以水三升③，煮取一升半，去滓，分二服，温进一服。

伤寒下后，心烦腹满，起卧④不安者，栀子厚朴汤主之。

心烦则难卧，腹满则难起。起卧不安，是心移热于胃，与反覆颠倒之虚烦不同。栀子以治烦，枳、朴以泄满，此两解心腹之妙剂⑤也。热已入胃则不当吐，便不燥硬则不可下，此为小承气之先着⑥。柯注精切明快，使人不舍。

栀子厚朴汤

栀子十四枚⑦，擘⑧　厚朴四两，炙，去皮⑨　枳实四枚，水浸，炙令黄⑩

余同前法。

伤寒身热发黄⑪，栀子柏皮汤主之。

---

①　心中结痛：宋本《伤寒论》作"微烦"。

②　擘：原脱，据宋本《伤寒论》补。

③　三升：宋本《伤寒论》作"三升半"。

④　起卧：宋本《伤寒论》作"卧起"。

⑤　剂：原作"脐"，据《纲要》改。

⑥　心烦则难卧……先着：语见柯琴《伤寒论注·栀子豉汤证》。

⑦　枚：宋本《伤寒论》作"个"。

⑧　擘：原脱，据宋本《伤寒论》补。

⑨　炙去皮：原脱，据宋本《伤寒论》补。

⑩　四枚水浸炙令黄：原脱，据宋本《伤寒论》补。

⑪　身热发黄：宋本《伤寒论》作"身黄发热"。

仲景治太阳发黄有二法，阳明发黄又二法，总①不用渗泄之剂。要知仲景治阳明重存津液，不欲利小便，惟恐胃中燥耳，所谓治病必求其本。

栀子柏皮汤

栀②子十五枚③，擘④　甘草一两，炙⑤　黄柏二两⑥

上三味，以水四升，煮取一升半，去滓，分温再服。

阳明病，无汗，小便不利，心中懊憹者，身必发黄。

外不得汗，下不得溺，而湿热郁于胸中不得泄，势必蒸身为黄也。

阳明病，无汗，小便不利，心中懊憹者，身必发黄。

阳明病，被火，额上微汗出，而小便不利者，必发黄。

阳明病，面合赤色⑦，不可下⑧之，必发热，色黄⑨，小便不利。

上条因于火逆，此条因于妄下；前条小便不利而发黄，此条先黄而小便不利。总因津液涸涸⑩，不能通调水道而然，须用栀子、柏皮滋化源而致津液，非渗泄之剂所

① 总：原作"纵"，据《纲要》改。
② 栀：宋本《伤寒论》此前有"肥"字。
③ 枚：宋本《伤寒论》作"个"。
④ 擘：原脱，据宋本《伤寒论》补。
⑤ 炙：原脱，据宋本《伤寒论》补。
⑥ 二两：原脱，据宋本《伤寒论》补。
⑦ 面合赤色：宋本《伤寒论》作"面合色赤"。
⑧ 下：宋本《伤寒论》作"攻"。
⑨ 黄：宋本《伤寒论》此后有"者"字。
⑩ 涸涸：喻水不流通。

宜矣。

凡用栀子汤，病人旧微溏者，不可与服之。

瓜蒂散症

病如桂枝症，头不痛，项不强，寸脉微浮，胸中痞硬，气上冲咽喉，不得息者，此为胸有寒也。当吐之，宜瓜蒂散。

病机在胸中痞硬，便当究胸中痞硬之病，因思胸中痞硬之治法矣。

病人手足厥冷，脉乍紧者，邪结在胸中；心下满而烦，饥不能食者，病在胸中。当吐之，宜瓜蒂散。

手足厥冷，胃阳不达四肢也。脉紧者，寒也。惟寒，故心下满；惟满，故不能食；惟不能食，故烦；惟烦，火能消物故饥。非邪结在胸中而何。病既在胸中，非汗、下、补、温之法所能治，必高者因而越之为当耳。

少阴症①，饮食入口则吐，心中温温②欲吐，复不能吐。始得之，手足寒，脉弦迟者，此胸中实，不可下也，当吐之。若膈上有寒饮，干呕者，不可吐也，当温之，宜四逆汤。

饮为水类，非结邪之实，空空而干呕。吐之，则中愈虚矣，故不可吐也。

---

① 症：宋本《伤寒论》作"病"。
② 温温：温通"蕴"，《荀子·荣辱》："其沄长矣，其温厚矣。"心中自觉蕴结不适。

瓜蒂散

赤小豆　瓜蒂熬黄，各一分

上二味，各别捣筛为散，合治之，取一钱匕，以香豉一合，用热汤七合，煮作稀糜，去滓取汁，和散温顿服。不吐，少少加，得快吐乃止。亡血虚家，不可与之。

太阳病，当恶寒发热，今自汗出，不恶寒发热，关上脉细数者，以医吐之过也，此为小逆①。一二日吐之者，腹中饥，口不能食；三四日吐之者，不喜糜粥，欲食冷食，朝食暮吐。以医吐之所致也。

太阳病，医吐之，则表邪乘虚传入阳明，伤动胃气，而关脉细数矣。细者，胃气虚；数者，胃气热也。

太阳病，吐之，但太阳病当恶寒，今反不恶寒，不欲近衣，此为吐之内烦也。

白虎汤症

伤寒脉浮，发热无汗，其表不解者，不可与白虎汤。渴欲饮水，无表症者，白虎加人参汤主之。

先示所禁，后明所用，见白虎汤为重剂，不可轻用也。

服桂枝汤，大汗出后，大烦渴不解，脉洪大者，白虎加人参汤主之。

前条详证，此条详脉。

伤寒无大热，口燥渴，心烦，背微恶寒者，白虎加人参汤主之。

---

① 此为小逆：宋本《伤寒论》无。

无大热，背微恶寒，虽表邪未尽净，而口燥渴，心烦，则阳邪已入里矣，故不得不用白虎加人参汤。

伤寒若吐若下后，七八日不解，热结在里，表里俱热，时时恶风，大渴，舌上干燥而烦，欲饮水数升者，白虎加人参汤主之。

若吐、若下，非吐下兼行之，谓内伤。恶风者，有时而恶，有时而不恶，外来之风时时而恶。此条之根基在胃家之先有燥也。

若吐、若下后，是耗损津液矣。迨至七八日，表邪不解，时时恶风之证在，又见大渴燥烦、饮水之症，揆其由来，总因津亏胃槁，热盛于内，邪滞于外，主以白虎人参汤，使热化邪解、气清液布而成清肃之境者，非白虎谁能当之哉？

时时恶风，则无时不恶，表未解也；但吐则津液亡于上，下则津液亡于下。大渴，舌上干燥而烦，热结在里，表里俱热。其表不解者，不可与白虎，又不可执矣。

阳明病，若渴欲饮水，口干舌燥者，白虎加人参汤主之。

三阳合病，腹满阳明身重，难以转侧少阳，口不仁而面垢阳明，遗尿太阳。发汗则谵语津竭，下之则额上汗亡阳，手足冷，若自汗出者，白虎汤主之。此句从①遗尿句来。

虽三阳合病，而阳明证多，则当独取阳明矣。无表症，则不宜汗，胃未实，则不当下，故当用白虎而不当用

---

① 从：原脱，据文义补。

他药也。

原文"面垢"下有"谵语"二字，此公削之最是，不然则下文"谵语"二字无着矣。

三阳合病，脉浮大，上关上，但欲眠睡，目合则汗。

原文"上关上"，是画一弦脉全像，浮、大、弦是三阳本脉也。上条言病状，此条详病脉，探病情，究病机，必两条合参，而合病之大要始得。

伤寒脉浮滑，此表有热，里有邪①，白虎汤主之。

伤寒脉滑而厥者，里有热也，白虎汤主之。

脉微而厥，为寒厥；脉滑而厥，为热厥；阳极似阴之症，全凭脉以辨之。

白虎加②人参汤

石膏一斤，碎，绵裹③　知母六两　甘草二两，炙④　粳米六合　人参三两⑤

水一斗，煮米熟汤成，温服一升，日三服。

茵陈汤证

阳明病，发热汗出，此为热越，不能发黄也；但头汗出，身无汗，剂颈而还，腹满，小便不利，渴欲引水浆，此为瘀热在里，身必发黄，茵陈蒿汤主之。

伤寒七八日，身黄如橘子色，小便不利，腹微满者，

---

① 邪：宋本《伤寒论》作"寒"。
② 加：原脱，据宋本《伤寒论》补。
③ 碎绵裹：原脱，据宋本《伤寒论》补。
④ 炙：原脱，据宋本《伤寒论》补。
⑤ 三两：宋本《伤寒论》作"二两"。

茵陈蒿汤主之。

身无汗，小便不利，不得用白虎；瘀热发黄，内无津液，不得用五苓，故制茵陈汤以佐栀子承气之所不及也。

熏黄，阴黄也；橘黄，阳黄也。

茵陈蒿汤

茵陈蒿六两　栀子十四枚，擘①　大黄一两②，去皮③

以水一斗④，先煮茵陈减六升，纳二味，煮取三升，去滓，分温三服。小便当利，如皂角汁状，色正赤，一宿腹⑤减，黄从小便去。

伤寒发汗已，身目为黄，所以然者，以寒湿在里不解故也。不可下⑥，于寒湿中求之。

脉必沉细，否而⑦黄必熏黄，则无由知其为寒湿在里也。

承气汤症

伤寒，不大便六七日，不恶寒，反恶热，头痛身⑧热者，与承气汤。病人烦热，汗出则解，又如疟状，日晡所发热者，属阳明也。脉实者，宜下之，与承气汤。

太阳三日，发汗不解，头不痛，项不强，不恶寒，反

---

① 擘：原脱，据宋本《伤寒论》补。
② 一两：宋本《伤寒论》作"二两"。
③ 去皮：原脱，据宋本《伤寒论》补。
④ 一斗：宋本《伤寒论》作"一斗二升"。
⑤ 腹：原作"服"，据宋本《伤寒论》改。
⑥ 不可下：宋本《伤寒论》作"以为不可下也"。
⑦ 否而：《纲要》作"而"。
⑧ 身：宋本《伤寒论》作"有"。

恶热，蒸蒸发热者，属胃也，调胃承气汤主之。

发汗后恶寒者，虚故也。不恶寒，反恶①热者，实也，当和胃气，与调胃承气汤。

若胃气不和，谵语者，少与②调胃承气汤。

伤寒吐后，腹胀满者，与调胃承气汤。

胃气不和，非③结寔④之谓也，故少与之，而且⑤调胃承气也。

伤寒吐后，腹胀满者，与调胃承气汤。

阳明病，不吐不下，心烦者，可与调胃承气汤。

胃络通于心。胃燥，故心烦也。

太阳病，过经十余日，心下温温⑥欲吐，而胸中痛，大便反溏，腹微满，郁郁微烦，先其时极吐下者，与调胃承气汤。

伤寒十三日不解⑦，过经谵语者，以有热故也，当以汤下之。若小便利者，大便当硬，而反下利，脉调和者，知医以丸药下之，非其治也。若自下利者，脉当微⑧，今反和者，此为内实也，调胃承气汤主之。

上条"大便反溏"，此条"反下利"，从假不足处，得

① 反恶：宋本《伤寒论》作"但"。
② 与：原作"语"，据宋本《伤寒论》改。
③ 非：原脱，据《纲要》补。
④ 寔（shí食）：通"实"，《尚书·仲虺之诰》："寔繁有徒。"
⑤ 且：取。
⑥ 温温：宋本《伤寒论》作"愠愠"。
⑦ 不解：宋本《伤寒论》无。
⑧ 微：宋本《伤寒论》作"微厥"。

其真实来，注定谵语、脉和出方。

上论调胃承气汤症。

太阳病，若吐、若下、若发汗①，微烦，小便数，大便因硬者，小承气汤和之愈。

病得二三日，脉弱，无太阳柴胡症，烦躁，心下硬。至四五日，虽能食，以小承气汤，少少与，微和之，令小安。至六日，与承气汤一升。若不大便六七日，小便少者，虽不能食，但初头硬，后必溏，未定成硬，攻之必溏。须小便利，屎定硬，乃可攻之，宜大承气汤。

虽能食、虽不能食，全与辨风寒无涉。言能食者，不可以为胃强而轻下；不能食者，不可以为胃中有燥屎而轻下也。总因脉弱，故尔迟徊也。

阳明病脉迟，微汗出②不恶寒者，其身必重，短气腹满而喘，有潮热者，此外欲解，可攻里也。手足濈然而汗出者，此大便已硬也，大承气汤主之。

若汗多，微发热恶寒者，外未解也。其热不潮，未可与承气汤；若腹大满不通者，可与小承气汤，微和胃气，勿令大泄下。

勿令大泄下，盖以脉迟故也。

阳明病，潮热，大便硬③者，可与大承气汤，不硬者不可与之。若不大便六七日，恐有燥屎，欲知之法，少与小承气汤，汤入腹中，转矢气者，此有燥屎，乃可攻之。

---

① 汗：宋本《伤寒论》此后有"后"字。

② 微汗出：宋本《伤寒论》作"虽汗出"。

③ 硬：宋本《伤寒论》作"微硬"。

若不转矢气者，此但初头硬，后必溏，不可攻之，攻之必胀满不能食也。欲饮水者，与水则哕。其后发热者，必大便硬而少也，以小承气汤和之。不转矢气者，慎不可攻也。

柯云：此必因脉之迟弱，即潮热尚不足据，又立试法。如胃无燥屎而攻之，胃家虚胀，故不能食。虽复潮热，便硬而少者，以攻后不食故也。要知不转矢气者，即渴欲饮水，尚不可与，况攻乎？以小承气汤为和，即以小承气为试，仍与小承气为和，总是慎用大承气耳①。

阳明病，谵语，发潮热，脉滑而疾者，小承气汤主之。因与承气汤一升，腹中转矢气②者，更服一升，若不转矢气者，勿更与之。明日③不大便，脉反微涩者，里虚也，为难治，不可更与承气汤也。

伤寒若吐若下后不解，不大便五六日，上至十余日，日晡所发潮热，不恶寒，独语如见鬼状。若剧者，发则不识人，循衣摸床，惕而不安，微喘直视，脉滑④者生，涩者死。微者，但发热谵语⑤，大承气汤主之。只攻其实，无乘其虚也。若一服利，止后服。

既云实则谵语矣，乃其用治，迟徊审谛。始以和法为攻法，候服药后重辨脉症，不敢径情急攻。即攻之，又一

① 必因……大承气耳：语见柯琴《伤寒论注·承气汤证》。
② 转矢气：宋本《伤寒论》作"转气"。
③ 日：宋本《伤寒论》此后有"又"字。
④ 滑：宋本《伤寒论》作"弦"。
⑤ 语：宋本《伤寒论》此后有"者"字。

服利，止后服。何其郑重耶！可见所谓实者，乃邪气实也。邪气实，正气未有不虚者，况津液为邪所耗而至于谵语，方寸几于无主，其虚为何如哉？邪实不可不下，正虚不可大下，斟①酌于邪正之间，以权宜而善其治，良工之心苦要当三复于圣言矣②。喻注。

阳明病，其人多汗，以津液外出，胃中燥，大便必硬，硬则谵语，小承气汤主之。若一服谵语止，更莫复服。

此汗多、胃燥，非同实治也。

汗多是胃燥之因，便硬是谵语之根。一服谵语止，大便虽未利而胃濡可知矣。

下利谵语者，有燥屎也，亦小承气汤。

下利则热不结，胃不实，何得谵语耶？此必内有燥屎，故虽下利而结者自若也。半利半结，所以不宜大承气，而宜小承气微动其结耳。

汗出谵语者，以有燥屎在胃中，此为风也，须下之，此是为太阳风邪之传也。过经乃可下之。下之若早，语言必乱，表③虚里实故也，下之则愈，更乱也，此表虚汗出，里实谵语，所以必传过经入腑而后下之也。宜大承气汤。

过经乃可下之，必是太阳之邪已过阳明之经，而入阳明之腑乃可下之，非谓必待十二三日之后也。

阳明病，谵语有潮热，反不能食者，胃中必有燥屎五

---

① 斟：同"斟"。

② 既云……圣言矣：语见喻昌《尚论篇·阳明经中篇》。

③ 表：宋本《伤寒论》此前有"以"字。

六枚也，宜大承气汤下之。若能食者，但硬耳。

反不能食，此必热伤胃中津液，气化不能下行，燥屎逆攻于胃之故也。

阳明病，下之，心中懊𢙀而烦，胃中有燥屎者，可攻之，宜大承气汤。腹微满，初头硬，后必溏，不可攻之。

病人不大便五六日，绕脐痛，烦躁，发作有时者，此有燥屎故也。

病人小便不利，大便乍难乍易，时有微热，喘冒，不能卧者，有燥屎也，亦①大承气汤。

此症不宜妄动，必以手按之，脐腹有硬块，喘冒不能卧，方可攻之。何也？乍难乍易故也。

大下后，六七日不大便，烦不解，腹满痛者，此有燥屎也。所以然者，以本有宿食故也，宜大承气汤。

脉滑而数者，有宿食也，当下之，宜大承气汤。

腹满不减，减不足言，当下之，宜大承气汤。

二阳并病，太阳证罢，但发潮热，手足濈濈②汗出，大便难而谵语者，下之则愈，宜大承气汤。

先揭二阳并病，见太阳未罢时，便有可下之症。

发汗不解，腹满痛者，急下之，宜大承气汤。

阳明病，发热汗多者，急下之，宜大承气汤。

程云：此等之下，皆为救阴而设，不在夺实。夺实③

---

① 亦：宋本《伤寒论》作"宜"。
② 濈濈：宋本《伤寒论》作"漐漐"。
③ 实：原作"食"，据程应旄《伤寒论后条辨·辨阳明病脉证篇》改。

之下有缓，救阴之下不可缓①。

伤寒六七日，目中不了了，睛不和②，无表里症，大便难，身微热者，此为实也，急下之，宜大承气汤。

急在"目中不了了，睛不和"，上以阳明之脉络于目，络中之邪且盛，则在经之盛更可知，故惟有急下之而已。

少阴病，得之二三日，不大便，口燥咽干者，急下之，宜大承气汤。

病才二三日，即口燥咽干，则肾水之不足土供可知，延至五六日而始下，必枯槁难回矣，故以急下以救肾水也。

少阴病，自利清水，色纯青，肾水也。心下必痛，口干燥者，急下之，宜大承气汤。

全在口干燥上，见热伤阴液也。若口不干燥，则自利清水，色纯青，形色虽有可疑，未必急许以大承气汤也。

阳邪传自上焦，其人心下必痛，口必干燥。设系阴邪，必心下满而不痛，口中和而不燥，必无此枯槁之象，故宜急下以救阴也③。喻注。

少阴病，六七日，腹胀不大便者，急下之，宜大承气汤。

喻嘉言曰：少阴有急下三法以救肾水：一本经水竭，一木邪涌水，一土邪凌水。阳明亦有急下三法以救津液：

① 此等之下……可缓：语见程应旄《伤寒论后条辨·辨阳明病脉证篇》。

② 目中不……睛不和：谓患者目光昏暗、目睛不灵活。

③ 阳邪传自……救阴也：语见喻昌《尚论篇·少阴经后篇》。

一汗多，津越于外；一腹满，津结于内；一目睛不慧，津枯于中。合两经下法，以观病情生理，如身在冰壶，服饮上池①矣②。此注最精亦熟复之。

调胃承气汤

大黄二两③，去皮，清酒洗④　炙甘草二两　芒硝半斤⑤

上三味，㕮咀，以水三升，煮取一升，去滓，再⑥纳芒硝，更上火微煮令沸，少少温服。

大承气汤

大黄四两，酒洗⑦　厚朴半斤，炙，去皮⑧　枳实五枚，炙⑨
芒硝三合

水一斗，先煮二物，取五升，去滓，纳大黄，煮二升，去滓，纳芒硝，更上微火二三⑩沸，分温再服，得下余勿服。

小承气汤

大黄四两　厚朴二两，炙，去皮⑪　枳实三枚，大者，炙⑫

---

①　身在冰壶，服饮上池：喻洞察病情。语本司马迁《史记·扁鹊仓公列传》。

②　少阴有急下……上池矣：语见喻昌《尚论篇·阳明经中篇》。

③　二两：宋本《伤寒论》作"四两"。

④　去皮清酒洗：原脱，据宋本《伤寒论》补。

⑤　半斤：宋本《伤寒论》作"半升"。

⑥　再：宋本《伤寒论》无。

⑦　酒洗：原脱，据宋本《伤寒论》补。

⑧　炙去皮：原脱，据宋本《伤寒论》补。

⑨　炙：原脱，据宋本《伤寒论》补。

⑩　二三：宋本《伤寒论》作"一两"。

⑪　炙去皮：原脱，据宋本《伤寒论》补。

⑫　大者炙：原脱，据宋本《伤寒论》补。

水四升，煮取一升二合，分温三①服。初服汤当大便②，不尔者尽饮之，若得大便③者，勿服④。

少阳脉症

少阳之为病，口苦、咽干、目眩也。

口、咽、目三者，不可谓之表，又不可谓之里，是表之入里，里之出表处，所谓半表半里也。三者能开能合，开之可见，合之不见，恰合枢机之象，故两耳为少阳经络出入之地。苦、干、眩者，皆相火上走空窍而为病也⑤。柯注透快之至。

太阳主表，头项强痛为提纲；阳明主里，胃家实为提纲；少阳居半表半里之位，又特揭口苦、咽干、目眩为提纲，奇而至当也。

伤寒病，脉弦细，头痛发热者，属少阳也。少阳不可发汗，发汗则谵语，此属胃。胃和则愈，胃不和，则烦而燥⑥。

少阳症，全从脉弦细上见。

少阳中风，两耳无所闻，目赤，胸中满而烦者，不可吐下，吐下则悸而惊。

少阳惟亦和解，若吐之则虚其阳而悸，下之则虚其阴

---

① 三：宋本《伤寒论》作"二"。
② 大便：宋本《伤寒论》作"更衣"。
③ 得大便：宋本《伤寒论》作"更衣"。
④ 服：宋本《伤寒论》此后有"之"字。
⑤ 口咽目三者……病也：语见柯琴《伤寒论注·少阳脉证》。
⑥ 烦而燥：宋本《伤寒论》作"烦而悸"。

而惊①。程注。

伤寒三日，少阳脉小者，欲已也。

少阳病，欲解时，从寅至辰上。

太阳与少阳并病，脉弦，头项强痛太阳，或眩冒，时如结胸少阳，心下痞硬者，当刺大椎第一间、肺俞、肝俞，慎不可发汗，发汗则谵语。若②谵语不止，当刺期门。

太阳少阳并病，心下硬，头项③强而眩者，当刺大椎、肺俞、肝俞，慎勿下之。

上条言不可汗，此条言不可下，总见一有少阳，便当禁之。

太阳少阳并病，而反下之，成结胸，心下硬，下利不止，水浆不下，其人心烦。

若不知禁戒，而反下之，邪气内陷，定成结胸而心下更硬矣。然不止此也，必寒阻于下，而下利不止；热隔于上，而其人心烦。上下阻隔，水浆将何以下乎？

柴胡汤症

伤寒五六日中风，往来寒热，胸膈苦满半表，默默不欲饮食半里，心烦喜呕，或胸中烦而不呕，或渴，或腹中痛，或胁下痞硬，或心中④悸，小便不利，或不渴，身有微热，或咳者，小柴胡汤主之。

---

① 少阳惟亦……而惊：语本程应旄《伤寒论后条辨·辨少阳病脉证篇》。

② 若：宋本《伤寒论》作"五六日"。

③ 头项：宋本《伤寒论》作"颈项"。

④ 中：宋本《伤寒论》作"下"。

血弱气虚，腠理开，邪气因入，与正气相搏，结于胁下，五句释胸胁苦满之因。正邪分争，往来寒热，休①作有时，三句释往来寒热之义。默默②不欲食饮。此下句释默默不欲食，心烦喜呕，多有阙文，故文理不连属也。脏腑相连，其痛必下，邪高痛下，故使呕也。

小柴胡汤

柴胡半斤　半夏半升，洗③　人参　甘草炙④　黄芩　生姜切⑤，各三两　大枣十二枚，擘⑥

以水一斗二升，煮取六升，去滓，再煎取三升，温服一升，日三服。

若胸中烦而不呕者⑦，去半夏、人参，加栝蒌实一枚。

若渴者，去半夏，加人参合前成四两半，加栝蒌根四两。

若腹中痛者，去黄芩，加芍药三两。

若心下⑧痞硬，去大枣，加牡蛎四两。

若心下悸，小便不利者，去黄芩，加茯苓四两。

若不渴，外有微热者，去人参，加桂枝三两，温服⑨

---

① 休：原作"体"，据宋本《伤寒论》改。
② 默默：宋本《伤寒论》作"嘿嘿"。
③ 洗：原脱，据宋本《伤寒论》补。
④ 炙：原脱，据宋本《伤寒论》补。
⑤ 切：原脱，据宋本《伤寒论》补。
⑥ 擘：原脱，据宋本《伤寒论》补。
⑦ 者：宋本《伤寒论》无。
⑧ 心下：宋本《伤寒论》作"胁下"。
⑨ 服：宋本《伤寒论》作"覆"。

微汗愈矣①；若咳者，去人参、大枣、生姜，加五味子半升，干姜二两。

宜熟记此加减法，少阳症总以柴胡为主，故惟柴胡无加减。

伤寒中风，有柴胡症，但见一症便是，不必悉具。呕而发热者，小柴胡汤主之。

伤寒五六日，头痛汗出②，微恶寒，表不解也。手足冷，心下满，口不欲食，大便硬，阳郁也，气滞也，上中痞塞也，阳胃枯涩也。脉沉细③者，此为阳微结。此句昭示千古。必有表，复有里也。脉沉，亦在里也，汗出为阳微结④，假令纯阴结，不得复有外症，悉入在里矣，此为半在表半在里⑤也。脉虽沉细⑥，不得为少阴病，所以然者，阴不得有汗，今头汗出，故知非少阴也，可与小柴胡汤。设不了了者，得屎而解。

此症尝见有误作阴寒，而施温热以致大逆者，盖因其恶寒手足冷，脉细而沉，不究其症之始末由来也。总欲反覆讲明头汗之义，可与小柴胡而无疑也。

上论小柴胡主症。

---

① 矣：宋本《伤寒论》无。
② 头痛汗出：宋本《伤寒论》作"头汗出"。
③ 细：宋本《伤寒论》作"紧"。
④ 阳微结：宋本《伤寒论》作"阳微"。
⑤ 半在表半在里：宋本《伤寒论》作"半在里半在外"。
⑥ 细：宋本《伤寒论》作"紧"。

伤寒四五日，身热恶风，头项①强太阳，胁下满少阳，手足温而渴阳明，小柴胡汤主之。

三阳俱见病而独从少阳小柴胡以为治者，太阳阳明之邪微，少阳近里而里证见，故从少阳一于和而三善②备也③。方注。

阳明病，发潮热阳明，大便溏，小便自可，胸胁满者④少阳，小柴胡汤主之。

此条阳明病从潮热上见，不以阳明治者，为大便溏，胸胁满而不去也。

阳明病，胁下硬满少阳，不大便而呕阳明，舌上白胎者，可与小柴胡汤，上焦得通，津液得下，胃气因和，身𤑴然⑤而汗出解也⑥。

此条阳明病，从不大便上见，然而亦不以阳明治者，盖因胁硬满而呕，舌上白胎也。

伤寒呕多，虽有阳明证，不可攻之。

服柴胡汤已，渴者，属阳明也，以法治之。

呕多恐或太阳，或少阳，未离净尽，故虽有阳明，不可攻之。

上论两经合病证。

---

① 头项：宋本《伤寒论》作"颈项"。

② 三善：谓三阳调和。

③ 三阳俱……三善备也：语见方有执《伤寒论条辨·辨太阳病脉证并治中篇》。

④ 胸胁满者：宋本《伤寒论》作"胸胁满不去者"。

⑤ 𤑴然：宋本《伤寒论》作"濈然"。

⑥ 而汗出解也：宋本《伤寒论》作"汗出而解"。

妇人中风，七八日续得寒热，发作有时，经水适断者，此为热入血室，其血必结，故使如疟状，发作有时，小柴胡汤主之。

上论热入血室。

伤寒六七日，发热微恶寒，肢节[①]烦疼，微呕，心下支结，外证未去者，柴胡桂枝汤主之。

表症微，故取桂枝之半；内症微，故取柴胡之半。此因内外俱虚，故以轻剂和解之也。

发汗多，亡阳谵语者，不可下，与柴胡桂枝汤，和其卫营，以遍津液，后自愈。

不可下，全从"发汗多"三字看出。

柴胡桂枝汤

柴胡四两　黄芩　人参　生姜　芍药　桂枝去皮[②]，各半两[③]　甘草一两，炙[④]　半夏二合半，洗[⑤]　大枣六枚，擘[⑥]

以水六升，煮取三升，去滓，温服一升。

伤寒阳脉涩，阴脉弦，法当腹中急痛，先用小建中汤。不差者，小柴胡汤主之。

本太阳病不解，转入少阳者，胁下硬满，干呕不能食，往来寒热，尚未吐下，脉弦细[⑦]者，与小柴胡汤。若

---

① 肢节：宋本《伤寒论》作"支节"。
② 去皮：原脱，据宋本《伤寒论》补。
③ 半两：宋本《伤寒论》作"一两半"。
④ 炙：原脱，据宋本《伤寒论》补。
⑤ 洗：原脱，据宋本《伤寒论》补。
⑥ 擘：原脱，据宋本《伤寒论》补。
⑦ 弦细：宋本《伤寒论》作"沉紧"。

已吐下、发汗、温针，谵语，柴胡①症罢，此为坏病，知犯何逆，以法治之。

若误治后，不见半表半里症而发谵语，是将转属阳明，而不转属少阳矣。柴胡汤不中与之，亦不得谵语，即为胃实也。知犯何逆，治病必求其本也。

凡柴胡汤病而反下之，若柴胡症不罢者，复与柴胡汤，必蒸蒸而振，却发热汗出而解。

伤寒五六日，呕而发热者，柴胡汤症具，而以他药下之②，若心下满而硬痛者，此为结胸也，大陷胸汤主之。但满而不痛者，为痞，柴胡不中与之，宜半夏泻心汤。

得病六七日，脉迟浮弱，着眼处。恶风寒，手足温，医二三下之，不能食，胃阳伤也。而胁下满痛，枢机无主也。面目及身黄，虚阳外越也。颈项强，营虚失养也。小便难者，肺气不化也。与柴胡汤，后必下重，再伤苦寒，脾气必陷，故后必下重也。本渴而饮水呕，食谷哕者，胃虚寒也。柴胡不中与也。

前言柴胡证，但见一症便是，此更言胁下满痛，亦有不宜柴胡者，以为戒也。总录脉迟浮弱，表里虚寒，况医又二三下之，安得不以"但见一症，便用柴胡"为戒乎？

伤寒五六日，已发汗而复下之，胸胁满微结，因下欲作结胸也。小便不利，因结津不下行。渴而不呕，亦因液不上布。但头汗出，因汗虚阳上煎。往来寒热，少阳病证。心烦者，此

---

① 胡：宋本《伤寒论》此后有"汤"字。
② 而以他药下之：宋本《伤寒论》作"以他药下之"。

为未解也，亦因结虚阳扰乱也。柴胡桂枝干姜汤主之。初服微烦，复服汗出便愈。

柴胡桂枝干姜汤

柴胡半斤　黄芩　桂枝去皮①，各三两　蒌根四两　干姜牡蛎熬②　甘草炙，各二两

煎服同前法。

伤寒八九日，下之胸满烦惊，小便不利，谵语，一身尽重，不可转侧者，柴胡加龙骨牡蛎汤主之。

柴胡加龙骨牡蛎汤

柴胡四两　黄芩　人参　生姜切　茯苓　铅丹　桂枝去皮③　牡蛎　龙骨各一两半　大黄二两　半夏洗④，一合⑤　大枣六枚，擘⑥

以水八升，煮取四升，纳大黄⑦，更煮一二⑧沸，去滓，温服一升。

妄下后，热邪内攻，烦惊谵语者，君主不明而神明内乱也；小便不利者，火盛而水亏也；一身尽重者，阳内而阴反外也；难已转侧者，少阳之枢机不利也。此下多亡阳，与火逆亡阳不同。

---

① 去皮：原脱，据宋本《伤寒论》补。
② 熬：原脱，据宋本《伤寒论》补。
③ 去皮：原脱，据宋本《伤寒论》补。
④ 洗：原脱，据宋本《伤寒论》补。
⑤ 一合：宋本《伤寒论》作"二合半"。
⑥ 擘：原脱，据宋本《伤寒论》补。
⑦ 大黄：宋本《伤寒论》此后有"切如棋子"。
⑧ 二：宋本《伤寒论》作"两"。

此方取柴胡之半，以除胸满心烦之半里；加铅丹、龙牡，以镇心惊；茯苓以利小便；大黄以止谵语。桂枝者，甘草之误也，身无热无表症，不得用桂枝。去甘草则不成和剂矣。心烦谵语而不去人参者，以惊故也①。柯注。

伤寒十三日下之②，胸胁满而呕，少阳。日晡所发潮热，阳明。已而微利，此本柴胡症，断症原治法。下之而不得利，今反利者，知医以丸药下之，非其治也。潮热者，实也，以下是救误。先宜小柴胡以解外，后以柴胡加芒硝汤主之。

靠定胸胁满而呕出方。

太阳病，过经十余日，心下嗢嗢③欲吐，而胸中痛，大便反溏，腹微满，郁郁微烦。先其④时极吐下者，与调胃承气汤。若不尔者，不可与。但欲呕，胸中痛，微溏者，此非柴胡症，以呕故知极吐下也。

但欲呕至末，是申明上文之意也。

上论柴胡变症。

太阳病，过经十余日，反二三下之，后四五日，柴胡症仍在者，先与小柴胡汤。呕不止，心下急，郁郁微烦者，为未解也，与大柴胡汤，下之则愈。

伤寒十余日，热结在里阳明，复往来寒热者少阳，与大柴胡汤。

---

① 此方取……以惊故也：语见柯琴《伤寒论注·柴胡汤证》。
② 下之：宋本《伤寒论》作"不解"。
③ 嗢嗢：宋本《伤寒论》作"愠愠"。
④ 其：宋本《伤寒论》作"此"。

伤寒发热，汗出不解，心下痞硬，呕吐而下①利者，下利易，不利好。大柴胡汤主之。

大柴胡汤

小柴胡汤去人参、甘草，加生姜二两，白芍三两，枳实四枚。

余同小柴胡法。

建中汤症

伤寒一二②日，心中悸而烦者，小建中汤主之。

伤寒，阳脉涩，阴脉弦，法当腹中急痛，先用③小建中汤，不差者，与小柴胡汤主之。

呕家不可与建中汤，以甘④故也。

小建中汤

桂枝去皮　生姜切，各三两　芍药六两⑤　甘草炙，二两　大枣十二枚，擘　胶饴⑥一升

水七升，煮取三升，去滓，纳胶饴，更上微火消解，温服一升，日三服。

黄连汤症

伤寒，胸中有热，胃中有邪气，腹中痛，欲呕吐者，故呕吐，故腹痛。黄连汤主之。

---

① 下：原作"不"，据宋本《伤寒论》改。
② 一二：宋本《伤寒论》作"二三"。
③ 用：宋本《伤寒论》作"与"。
④ 甘：宋本《伤寒论》作"甜"。
⑤ 六两：原脱，据宋本《伤寒论》补。
⑥ 胶饴：宋本《伤寒论》作"饴糖"。

此热邪郁于上焦，寒邪伏于下焦，阴阳不相入，失其上下升降之常，故以是方主之。黄连清热，干姜温寒，半夏降逆，同黄连止呕吐，人参补中，同干姜除腹痛，桂枝安外，大枣培中，此汤寒温互用，甘苦并投，故必加甘草以调和之。

黄连汤

黄连三两　干姜二两　炙草二两①　桂枝三两，去皮②　人参二两　半夏半升，洗③　大枣十二枚，擘④

水一斗，煮取六升，去滓，温服一升，日⑤三夜二服⑥。

热郁于上，寒伏于下，故见腹痛欲呕之症。主以黄连汤，寒热并用，阴阳兼调。仲景之妙用，后世不及万一也。此汤饮入胃中，听药之敷布，或上热下寒，或上寒下热，均能立效其功，非惟治伤寒使之，以疗杂症，无不验也。

黄芩汤证

太阳与少阳合病，自下利者，与黄芩汤；若呕者，黄芩加生姜半夏汤⑦主之。

---

①　二两：宋本《伤寒论》作"三两"。
②　去皮：原脱，据宋本《伤寒论》补。
③　洗：原脱，据宋本《伤寒论》补。
④　大枣十二枚擘：原脱，据宋本《伤寒论》补。
⑤　日：宋本《伤寒论》作"昼"。
⑥　服：宋本《伤寒论》无。
⑦　汤：原脱，据宋本《伤寒论》补。

黄芩　甘草_炙　芍药_{三两①}　大枣_{十二枚，擘②}

水一斗，煮取三升，去滓，温服一升，日再夜一服。

呕者加半夏_{半升}，生姜三两。

阳明少阳合病，必自下利③，其脉不负者，顺也，负者，失也。互相克贼，名为负。少阳负趺阳者为顺也④。

太阴脉症

太阴之为病，腹满而吐，食不下，自利益甚，时腹自痛。若下之，必胸下结硬。《金鉴》以"自利益甚"四字作末句，有理。

阳明，三阳之里，故提纲属里之阳症；太阴，三阴之里，故提纲皆里之阴症。太阴为湿土，故腹痛、吐利俱从湿化。若以腹满而误下，胃口受寒，必胸下结硬，自利益甚也。

自利不渴者，属太阴，以其脏有寒故也，当温之，宜四逆辈。

伤寒四五日，若转气下趋少腹者，此欲自利也。

上条明自利之因，此言自利之兆，四五日是太阴发病之期。

伤寒脉浮而缓，手足自温者，系在太阴；太阴当发身黄，若小便自利者，不能发黄；至七八日，虽暴烦下利日

① 三两：宋本《伤寒论》作"二两"。
② 擘：原脱，据宋本《伤寒论》补。
③ 必自下利：宋本《伤寒论》无。
④ 少阳负趺阳者为顺也：宋本《伤寒论》无。

十余行，必自止①，以脾家实，腐秽当去故也。

太阴脉本缓，故浮缓虽类太阳中风，然手足自温，则不是太阳之发热，亦不似少阴、厥阴之四逆与厥，所以系在太阴②。喻注。

伤寒下利，日十余行，脉反实者死。

实为邪盛，邪盛正必脱也，故死。

脉反实者，是无胃气也。下利日十余行，而见但实之脉，不死何为？

太阴病，脉弱，其人续自便利，设当行大黄芍药者，宜减之，以其胃气弱，易动故也。

恶寒脉微而复利，亡阳③也，四逆加人参汤主之。

上论太阴伤寒脉证。

太阴病，脉浮者，可发汗，宜桂枝汤④。

太阴中风，四肢烦疼，阴消阳长之意。阳微阴涩而长者，为欲愈。

上论太阴中风脉症。

太阴病欲解时，从亥至丑上。

脉涩与长，不是并见，涩本病脉，涩而转长，病始愈耳。

三白散症

寒实结胸，无热症者，与三物白散⑤。

---

① 止：原作"至"，据宋本《伤寒论》改。
② 太阴脉……系在太阴：语见喻昌《尚论篇·太阴经全篇》。
③ 亡阳：宋本《伤寒论》作"利止亡血"。
④ 宜桂枝汤：宋本《伤寒论》作"属桂枝汤证"。
⑤ 与三物白散：宋本《伤寒论》作"与三物小陷胸汤，白散亦可服"。

三物白散

桔梗三钱①　贝母三钱　巴豆一分，去皮心，熬黑，研如脂

上二味为散，纳巴豆，更于白中杵之，以白饮和服。强人半钱匕，羸者减之。

不利进热粥一杯，利过不止，进冷粥一杯。病在膈上者必吐，在膈下者必利。

少阴脉症

少阴之为病，脉微细，但欲寐也。

少阴，阴也，阴主静，故少阴之脉证皆静也。

阳脉浮大，阴脉微细，邪窜②少阴，故其脉微细。卫气行阳则寤，行阴则寐，邪入少阴，故但欲寐也。

少阴病，欲吐不吐，心烦，但欲寐，五六日自利而渴者，属少阴也，虚故引水自救。若小便色白者，以下焦虚有寒，不能制水故也。

此少阴水火不交之症也。欲吐不吐，心烦而渴，是虚阳格于上；自利，小便白，是阴寒伏于下。盖上热而无阴以济之，总由下虚而无阳以温之也。

少阴病，脉沉细数，病为在里，不可发汗。

在里从沉而数上看出来，细乃少阴本脉也。

少阴病，脉微，不可发汗，亡阳故也。阳已虚，尺中弱涩者，复不可下之。

---

① 三钱：宋本《伤寒论》作"三分"。
② 窜：原作"串"，据文义改。

病人脉阴阳俱紧，反汗出者，亡阳也，此属少阴，法当咽痛而复吐利。

脉阴阳俱紧者，口中气出，唇口干燥，鼻中涕出，蜷卧足冷①，舌上胎滑，勿妄治也。到七日以来，其人微发热，手足温者，此为欲解；或到七八日以上，反大发热者，此为难治。设使恶寒者，必欲呕也；腹内痛者，必欲利也。

反大发热者，此为阴极于下，格阳于上，阳不能复而反暴脱也，故难治。

脉阴阳俱紧，至于吐利，其脉独不解；紧去人安，此为欲解。

脉紧者，寒也，而至于吐利，虚寒已极矣，紧去阳回也，人安必吐利止也，紧去人安，故为欲解。

少阴病，脉紧，至七八日，自下利，脉暴微，手足反温，脉紧反去者，为欲解也。虽烦、下利，必自愈。

少阴病欲解时，从子至寅上。

少阴病②，若利自止，恶寒而蜷卧，手足温者，可治。

少阴病，恶寒身蜷而利，全无一点阳气如何治。手足逆冷者，不治。

少阴病，恶寒而蜷，时自烦，欲去衣③被者，可治。

少阴病，四逆恶寒而蜷，脉不至，不烦而躁者死。

① 鼻中涕出……足冷：宋本《伤寒论》作"蜷卧足冷，鼻中涕出"。
② 病：宋本《伤寒论》此后有"下利"。
③ 衣：原作"依"，据宋本《伤寒论》改。

复加躁扰，则阴亦垂绝，即欲回阳，而基趾①已坏，故主死也。

少阴病，吐利，手足不逆冷，反发热者，不死。脉不至者，灸少阴七壮②。

后条背恶寒之证，灸后用附子汤者，阴寒内凝，定非一灸所能胜。此条手足反热，正是阴内阳外，故但灸本经以招之内入，不必更用温药也。丝丝入扣③。喻注。

少阴病，吐利，烦躁④四逆者死。

阴阳脱离之象，故死。

少阴病⑤，脉微涩，呕而汗出，大便数而少者，当温其上，灸之。

少阴病，脉沉微细⑥，但欲卧，汗出不烦，自欲吐，至五六日自利，复烦躁不得卧寐者死。

脉沉微细，但欲卧，少阴之本脉本证也。汗出不烦则阳症悉罢，即当顾虑其阴矣，乃于中兼带欲吐一症，明系阴邪上逆，正当急温之时。失此不图，至五六日自利，有加复烦躁，不得卧寐，非外邪至此转增，正少阴肾中之真阳扰乱，顷刻奔散，即温之亦无及，故主死也⑦。喻注。

少阴病，下利止而头眩，时时自冒者死。

① 基趾：亦谓"基阯""基址"，此指阳气之根基。
② 壮：原作"状"，据文义改。
③ 后条……丝丝入扣：语见喻昌《尚论篇·少阴经前篇》。
④ 烦躁：宋本《伤寒论》作"躁烦"。
⑤ 病：宋本《伤寒论》此后有"下利"。
⑥ 沉微细：宋本《伤寒论》作"微细沉"。
⑦ 脉沉微细……主死也：语见喻昌《尚论篇·少阴经前篇》。

清阳之气已脱也，故死。

少阴病，六七日，息高①死。

元海无根，故主死也。"六七日"三字犹宜体贴，见不是一二日太阳之发喘也。

病六七日，手足三部脉皆至，大烦而口噤不能言，其人躁扰者，必欲解也。若脉和，其人大烦，目重脸②内际黄者，此欲解也。

麻黄附子证

少阴病，始得之，无汗恶寒③，反发热，脉沉者，麻黄附子细辛汤主之。

少阴病，始得之二三日，麻黄附子甘草汤微发汗。以二三日无里证，故微发汗也。

要知此条微发汗，必是微恶寒、微发热也。

麻黄附子细辛汤

麻黄去节④　细辛各三两⑤　附子一枚，炮，去皮，破八片⑥

水一斗，先煮麻黄减二升，去沫，沸⑦，纳诸药，煮取三升，去滓，温服一升，日三服。

麻黄附子甘草汤

前方去细辛加甘草二两。亦见微发汗之意。

① 息高：宋本《伤寒论》此后有"者"字。
② 脸：宋本《伤寒论》作"睑"。
③ 无汗恶寒：宋本《伤寒论》无。
④ 去节：原脱，据宋本《伤寒论》补。
⑤ 三两：宋本《伤寒论》作"二两"。
⑥ 破八片：原脱，据宋本《伤寒论》补。
⑦ 沸：宋本《伤寒论》无。

以水七升同前法。

少阴病，八九日，一身手足尽热者，以热在膀胱，必便血也。

病至八九日，阴邪内解之时，反一身手足尽热，则少阴必无此候，当是脏邪传腑，肾移热于膀胱也。以膀胱主表，一身及手足正躯壳之表，故尔尽热也。膀胱之血为少阴所逼，其出必趣①二阴之窍，以阴主降故也②。喻注。

少阴病，咳而下利谵语者，被火气劫故也，小便必难，以强责少阴汗也。

少阴病，但厥无汗，而强发之，必动其血，未知从何道出，或从口鼻，或从目出，是名下厥上竭，为难治。

强责少阴汗而动其血，势必逆行而上出阳窍，以发汗皆阳药故也③。此系张玉路④注，愚见偶合，故录之。

附子汤症

少阴病，身体痛，手足寒，骨节痛，脉沉者，附子汤主之。

少阴病，得之一二日，口中和，其背恶寒者，当灸之，附子汤主之。

附子汤方

附子二枚，炮　白术四两　人参二两　芍药　茯苓各三两

水八斗，煮取三升，去滓，温服一升，日三服。

---

① 趣：趋。
② 病至八九……降故也：语见喻昌《尚论篇·少阴经后篇》。
③ 强责……阳药故也：语见张璐《伤寒缵论·少阴下编》。
④ 张玉路：为"张璐"，清代医家。

真武汤症

少阴病，二三日不已，至四五日，腹痛，小便不利，四肢沉重疼痛，自下利者，此为有水气。其人或咳，或小便利，或下利、呕者，真武汤主之。

逆上俱系水气为病，故下直接"此为有水气"。末"真武汤"语意，又直接"有水气"来，三或下是真武加减证，非主证也。

少阴者，肾也，居坎而司水。肾阳衰弱，不能收摄，遂致泛滥。究其由来，亦缘胃阳不旺，无力堤防，故主真武汤温中镇水，与小青龙之治水，大相径庭矣。

真武汤

茯苓　芍药　生姜切①，各三两　附子一枚，炮②，去皮，破八片③　白术二两④

水八升，煮取三升，温服七合，日三服。

咳者，加五味子半升、细辛一两、干姜一两⑤；小便利而下利者，去芍药、茯苓，加干姜一两⑥。呕者，去附子，加生姜，足前成⑦半斤。

太阳病发汗，汗出不解，其人仍发热，心下悸，头

---

① 切：原脱，据宋本《伤寒论》补。
② 炮：原作"泡"，据宋本《伤寒论》改。
③ 去皮破八片：原脱，据宋本《伤寒论》补。
④ 白术二两：原脱，据宋本《伤寒论》补。
⑤ 干姜一两：原脱，据宋本《伤寒论》补。
⑥ 一两：宋本《伤寒论》作"二两"。
⑦ 足前成：与原方中生姜合为半斤。

眩，身瞤①动，振振欲擗地者，真武汤主之。

仍发热而心下悸，坎阳外亡而肾水凌心耳。凡水从火发，肾火上炎，水邪因得上浸。

此条用真武者，全在降火利水，重在发热而心下悸，并不在头眩、身瞤动也。振振欲擗地者，不是形容身瞤动之状耳，亦不重耳。

桃花汤症

少阴病，二三日至四五日，腹痛，小便不利，下利不止，便脓血者，桃花汤主之。

本证与真武大同。彼以四肢沉重疼痛，是为有水气；此便脓血，是为有火气矣。盖不清火，亦用温补，盖彼为水，而真火居其中，法当从其性之炎上，用苦温以发之。非此离火而真水居其中，法当随其势之润下，而用苦寒以泄之也。故用此温补，则土得其全而火退位矣，水归其职，腹痛自除，脓血自清，小便自利矣。

桃花汤

赤石脂一升②，一半全用，一半节用③　干姜一两　粳米一升

上三味，以水七升，煮米令熟，去滓，温服七合，内赤石脂末方寸匕，日三服。若一服愈，余勿服④。

少阴病，下痢，便脓血者⑤，可刺。

---

① 瞤：宋本《伤寒论》作"眴"。
② 升：宋本《伤寒论》作"斤"。
③ 节用：宋本《伤寒论》"筛末"。
④ 上三味……余勿服：原脱，据宋本《伤寒论》补。
⑤ 便脓血者：宋本《伤寒论》作"下痢便脓血者"。

四逆症上①

脉浮而迟，表热里寒，下利清谷者，四逆汤主之。

下利清谷，不可攻表，汗出必胀满。

下利腹胀满，身疼痛②，先温其里③。

里证重，自当以里证为急。

伤寒下之后，续得下利，清谷不止，身疼痛者，急当救里，宜四逆汤。

大汗，若大下利而厥冷者，四逆汤主之。

大汗出，热不去，内拘急，四肢疼，又下利厥逆而④恶寒者，四逆汤主之。

或热不去，或身微热，或发热，或外热，或面赤，总好回阳，盖阳气不绝故也。

呕而脉弱，小便复利，身有微热，见厥者难治，四逆汤主之。

伤寒以阳为主，阳消阴长，故难治。

既吐且利，小便复利，而大汗出，下利清谷，内寒外热，脉微欲绝者，四逆汤主之。

吐利汗出，发热恶寒，四肢拘急，手足厥冷者，四逆汤主之。

自利不渴者，属太阴，以其脏有寒故也，当温之，宜四逆辈。

---

① 上：原脱，据柯琴论注补。
② 痛：宋本《伤寒论》此后有"者"字。
③ 里：宋本《伤寒论》此后有"乃攻表"。
④ 而：宋本《伤寒论》无。

少阴病，脉沉者，急温之，宜四逆汤。

若膈上有寒饮者，宜四逆汤。

上论四逆汤症。

恶寒脉微而复利，利不止亡阳①也，四逆加人参汤主之。

少阴病，下利清谷，里寒外热，手足厥逆，脉微欲绝，身反不恶寒，其人面色赤，或腹痛，或干呕，或咽痛，或利止，脉不出者，通脉四逆汤主之。

下利清谷，里寒外热，汗出而厥者，通脉四逆汤主之。

下利，脉沉而迟，其人面少赤，身有微热，下利清谷者，必郁冒汗出而解，病人必微厥。所以然者，其面戴阳，下虚故也。

吐已下断，汗出而厥，四肢拘急不解，脉微欲绝者，通脉四逆汤加猪胆汁②主之。

此必有阴盛格阳之证，何故加胆汁而反佐耶?

吐利止，而脉平小烦者，以新虚不胜谷气故也。

四逆汤定加人参才好。

四逆汤

甘草二两，炙　干姜一两半　附子一枚，生用，去皮，破八片

上三味，以水三升，煮取一升二合，去滓，温再服。强人可大附子一枚，干姜三两。

① 亡阳：宋本《伤寒论》作"亡血"。
② 通脉四逆汤加猪胆汁：宋本《伤寒论》作"通脉四逆加猪胆汁汤"。

通脉四逆汤

甘草二两，炙　附子大者一枚，生用，去皮，破八片　干姜三两

上三味，以水三升，煮取二升①二合，去滓，分温再服，其脉即②出者愈。面色赤者，加葱九茎；腹中痛者，加白芍③二两。

后条云脉暴出者死，此条云脉出者愈，其辨最细。盖暴出脉已离根，即出则阳已返舍。由其外发热，反不恶寒，真阳尚在躯壳，然则必通其脉，而脉即出，始为休征④。设脉出艰迟，其阳已随势外散，又主死矣⑤。喻注。

呕者，加生姜二两。

咽痛⑥，加桔梗一两。

利止脉不出者，加人参二两。

伤寒六七日，大下后，寸脉沉而迟，手足厥冷，下部脉不至，咽喉不利，吐⑦脓血，泄利不止者，为难治。别本有"麻黄升麻汤主之"七字。

此寒热错杂之坏症也，治寒碍热，治热碍寒，故为难治。既为难治，其不出方可知，况此方与此症似不甚合，必是后人补入，故削之。

---

① 二升：宋本《伤寒论》作"一升"。
② 即：原作"急"，据宋本《伤寒论》改。
③ 白芍：宋本《伤寒论》作"芍药"。
④ 休征：原作"体微"，据喻昌《尚论篇·少阴经前篇》改。
⑤ 后条云……又主死矣：语见喻昌《尚论篇·少阴经前篇》。
⑥ 痛：宋本《伤寒论》此后有"者"字。
⑦ 吐：宋本《伤寒论》作"唾"。

四逆汤症下

手足厥冷，脉细欲绝者，当归四逆汤主之。

手足厥冷，脉细欲绝，真阳将脱之候，此方似不能急于挽回者。玩方曰：当归四逆汤必是四逆汤内加当归也，与茯苓四逆汤一样加法。或此汤别有方名，治血虚兼表邪者，讹传此下，亦不可知。

当归四逆汤

当归　桂枝去皮①　芍药　细辛各三两　甘草炙②　通草各二两　大枣二十五枚，擘，一法十二枚

上七味，以水八升，煮取三升，去滓，温服一升，日三服。

四逆之名多矣，此名当归四逆者，因风寒中于血脉而逆，当去血中之邪，故用当归通脉散逆。桂枝、细辛散太阳少阴血分之风寒，末③有营卫不和，而脉道能通者，故以甘草、大枣、芍药调和营卫，通草利九窍通关节，合而用之破阻滞，散厥寒，诚为劲敌。前贤云：四逆汤全从回阳起见，四逆散全从和解表里起见，当归四逆全从养血通脉起见，不加辛热之味者，恐灼阴也。厥阴职司藏④血，不养血则脉不起；少阴重在真阳，阳不回则邪不退。成氏曰：手足厥寒者，阳气外虚，不温四末；脉细欲绝者，阴

---

① 去皮：原脱，据宋本《伤寒论》补。
② 炙：原脱，据宋本《伤寒论》补。
③ 末：原作"未"，据文义改。
④ 藏：原作"臟"，据《纲要》改。

血内弱，脉行不利①。与此汤复脉生阴。

若其人内有久寒者，宜当归四逆加吴茱生姜汤。

当归四逆加吴茱生姜汤

即前方加吴茱一斤，生姜半斤，切片。

上九味，以水六升、清酒六升和煮，取五升，去滓，温分五服。

凡厥者，阴阳气不相顺接，便为厥。厥者，手足逆冷是也。

诸四逆厥者，不可下之，虚家亦然。

热厥可下，寒厥为虚，温补尚恐不及，岂有下之之理乎？

伤寒五六日，不大便②，腹濡，脉虚复厥者，不可下，此为③亡血，下之死。

病者手足厥冷，言我不结胸，小腹满，按之痛者，此冷结在膀胱关元也。

伤寒脉促，手足厥者，可灸之。

此为阴盛覆阳，阳郁不出之症，故灸之以宣其阳。

伤寒六七日，脉微，手足厥冷，烦躁，灸厥阴，厥不还者，死。

上论厥阴脉证。

发汗若下之，病仍不解，烦躁者，茯苓四逆汤主之。

---

① 手足厥寒……不利：语见成无己《注解伤寒论·辨厥阴病脉证并治法第十二》。

② 大便：宋本《伤寒论》作"结胸"。

③ 为：宋本《伤寒论》无。

汗下后烦躁，其虚而欲脱可知，故不用出脉而直出其方，曰茯苓四逆汤。虽不言脉，可想其沉而微矣。

茯苓四逆汤

茯苓四两　人参一两　附子一枚，去皮，生用，切①八片　甘草二两，炙　干姜一两五钱②

以水五升，煮取三升，去滓，温服七合，日三服③。

过汗则亡阳而表虚，误下则亡阴而里虚。阴阳表里俱虚，乃生烦躁，故用参苓入心以除烦，姜附入肾以解躁。证中必有厥逆之句，故名之茯苓四逆汤。

下后复发汗，昼日烦躁不得眠，夜而安静，不呕不渴，无表证，脉沉微，身无大热④者，干姜附子汤主之。

昼日烦躁，虚阳外扰也。是假热。夜安静，不呕渴，脉沉微，无大热，阴气独治也，是真寒。用姜附直回其阳，不当以昼日烦躁而疑之矣。

干姜⑤附子汤

干姜一两　附子一枚，去皮，生用，切⑥八片

上二味，以水三升，煮取一升，去滓，顿服。

下之后复发汗，必振寒外，脉微细内。所以然者，内外俱虚故也。

上论四逆加减症。

---

① 切：宋本《伤寒论》作"破"。
② 一两五钱：宋本《伤寒论》作"一两半"。
③ 三服：宋本《伤寒论》作"二服"。
④ 身无大热：宋本《伤寒论》无。
⑤ 干姜：原作"甘姜"，下同。
⑥ 切：宋本《伤寒论》作"破"。

吴茱萸汤证

少阴病，吐利，手足厥冷①，烦躁欲死者，吴茱萸汤主之。

干呕，吐涎沫，头痛者，吴茱萸汤主之。

胃虚则干呕，胃寒则呕涎沫。头痛者，阳气不足，阴寒上来也。

食谷欲呕者，属阳明也，吴茱萸汤主之。得汤反剧者，属上焦也。

吴茱萸汤

吴萸一升，汤洗七次　人参三两　生姜六两，切②　大枣十二枚，擘

水七升，煮取二升③，温服七合，日三服。

白通汤症

少阴病，下利脉微者，与白通汤。利不止，厥逆无脉，干呕烦者，白通汤加猪胆汁汤主之。服汤后④脉暴出者死，微续者生。

利不止，厥逆无脉者，阴寒阻于下也；干呕，烦者，虚阳隔于上也。

---

① 厥冷：宋本《伤寒论》作"逆冷"。
② 切：原脱，据宋本《伤寒论》补。
③ 二升：宋本《伤寒论》此后有"去滓"。
④ 后：宋本《伤寒论》无。

白通汤

葱白四根① 干姜一两 附子一枚，去皮，生用，破八片②

上三味，以水三升，煮取一升，去滓，分温再服。

白通③加猪胆汁汤

上方加人尿五合，猪胆汁一合。

和合相得，分温再服。

下利，手足逆冷，无脉者，灸之不温，若脉不还，反微喘，喘者死。下利后，脉绝，手足厥逆，晬时脉还，手足温者生，脉不还者死。

黄连阿胶汤证

少阴病，得之二三日，心中烦不得卧，黄连阿胶汤主之。

阳明症不得卧，少阴症但欲寐，一在阳，一在阴也。今少阴心中烦，不得卧，必系上焦有热，肾气不宁，故用芩连清心胃之热。芍药、阿胶、鸡子黄滋阴而润燥，上清则下宁矣。

黄连阿胶汤

黄连四两 阿胶三两 黄芩 芍药各二两 鸡子黄三枚④

上五味，水⑤六升，先煮三物，取二升，去滓，纳阿⑥

---

① 根：宋本《伤寒论》作"茎"。

② 破八片：原脱，据宋本《伤寒论》补。

③ 通：原文此后有"汤"字，据宋本《伤寒论》删。

④ 三枚：宋本《伤寒论》作"二枚"。

⑤ 水：宋本《伤寒论》此前有"以"字。

⑥ 阿：宋本《伤寒论》无。

胶烊尽，少①冷，纳鸡子黄，搅令相得，温服七合，日三服。

猪苓汤症

少阴病，下利六七日，咳而呕渴，心烦不得眠者，猪苓汤主之。

咳、呕、烦渴者，是水不上升下利。不眠者，是火不下降耳。下利而渴，心烦不眠，知挟热也。咳而呕渴，知停饮也。下利多，小便必不利，宜利小便，则热降饮开，下利、呕、渴止矣。

五苓属之太阳，以其气从寒化，故用术、桂从其寒也。猪苓汤属之阳明，以其气从燥化也，故去术、桂而用滑石、阿胶从其燥也。少阴但欲寐者也，今反不得眠，而且渴而呕渴心烦，至是肾有燥邪，故亦以猪苓汤主之也。

猪苓汤方

猪苓去皮②　泽泻　茯苓　滑石　阿胶各一两

上五味，以水四升，先煮四味，取二升，纳阿胶烊尽，温服七合，日一服③。

阳明病，若脉浮发热，渴欲饮水，小便不利者，猪苓汤主之。

阳明病，汗④多而渴者，不可与猪苓汤，以汗多胃中燥，猪苓汤复利其小便故也。

---

① 少：宋本《伤寒论》作"小"。
② 去皮：原脱，据宋本《伤寒论》补。
③ 一服：宋本《伤寒论》作"三服"。
④ 汗：宋本《伤寒论》此后有"出"字。

猪肤汤症

少阴病，下利咽痛，胸满心烦者，猪肤汤主之。

此亦火不下交于肾，水不上承于心，水火未济之象也。少阴病多下利，以下焦之虚也，阴虚而阳无所依，故下焦虚寒者，反见上焦之实热，所以咽痛、胸满心烦之症不勉①矣。

猪肤汤

猪肤一两②

上一味，以水一斗，煮取五升，去滓，加白蜜一升，白粉五合，熬香，和合③相得，温分六服。

附咽痛诸方

少阴病，二三日，咽痛者，可与甘草汤，不差者，与桔梗汤。

甘草汤

甘草二两

上一味，以水三升，煮取一升半，去滓，分温再服。

桔梗汤

甘草　桔梗各二两④

余同前法。

少阴病，咽中痛，半夏散及汤主之。

此必有恶寒欲呕证，故加桂枝以散寒，半夏以除呕。

---

① 勉：通"免"，《国语·晋语八》："乃厚其外交而勉之。"
② 一两：宋本《伤寒论》作"一斤"。
③ 合：宋本《伤寒论》作"令"。
④ 甘草桔梗各二两：宋本《伤寒论》作"甘草二两，桔梗一两"。

若夹相火，则辛温非所宜①矣②。柯注。

半夏散

半夏洗③　桂枝去皮④　甘草炙⑤

上三味，各等分。各捣节⑥已，合治之，白饮和服方寸匕，日二服⑦。若不能散服，以水一升，煎七沸，纳散⑧方寸匕，更煮三沸，下火令少冷，少少咽之。

少阴病，咽中伤⑨，生疮不能语，声不出者，苦酒汤主之。

苦酒⑩汤

半夏十四枚，洗，破如枣核大　鸡子一枚，去黄存白留壳中⑪

上二味，纳半夏、苦酒著⑫鸡子内。以鸡子⑬置刀镮⑭中，安火上，令三沸，去滓，少少含咽之，不差，更作三剂。

---

① 宜：原作"亦"，据《纲要》改。
② 此必有恶寒……宜矣：语见柯琴《伤寒论注·猪肤汤证》。
③ 洗：原脱，据宋本《伤寒论》补。
④ 去皮：原脱，据宋本《伤寒论》补。
⑤ 炙：原脱，据宋本《伤寒论》补。
⑥ 节：宋本《伤寒论》作"筛"。
⑦ 二服：宋本《伤寒论》作"三服"。
⑧ 散：宋本《伤寒论》此后有"两"字。
⑨ 伤：宋本《伤寒论》无。
⑩ 苦酒：醋。
⑪ 留壳中：宋本《伤寒论》无。
⑫ 著：于。
⑬ 子：宋本《伤寒论》此后有"壳"字。
⑭ 镮：谓圆圈形物。

四逆散症

少阴病，四逆，泄利下重，其人或咳，或悸，或小便不利，或腹中痛者，四逆散主之。

四逆散，乃和解之寒剂，所主少阴阳邪入里之证。热入于内，故四肢逆而不温；气逆挟痰，故咳；挟饮，故悸；热结于里，故腹痛下利、小便不利。伤寒以阳为主，四逆有阴进之象，况涉寒水之脏，自不便投以苦寒，故用辛苦酸寒之药以和解之。此与少阳之用小柴胡意见相同。

此仿大柴胡之下法也，以少阴为阴枢，故去黄芩之大寒，姜、夏之辛散，加甘草以易大枣，良有深心。然服方寸匕，恐不济事。少阳心下悸者加茯苓，此加桂枝；少阳腹中痛者加白芍，此加附子。其法虽阴阳之别，恐非泄利下重者宜加也。薤白性滑，能泄下焦阴阳气滞，然辛温大甚，荤①气逼人，顿用三升，而入散三匕，只闻薤气，而不知药味矣。且加味俱用五分，而附子一枚，薤白三升，何多寡不同，若是不能不致疑于叔和编集之误耳②。柯注。

四逆散

甘草炙③　枳实破，水渍，炙干④　柴胡　芍药

上四味，各十分，捣筛，白饮和服方寸匕，日三服。

咳者，加五味子、干姜各五分，并主下利。

悸者，加桂枝五分。

---

① 荤：葱蒜等有特殊气味的菜。
② 此仿大柴胡……误耳：语见柯琴《伤寒论注·四逆散证》。
③ 炙：原脱，据宋本《伤寒论》补。
④ 破水渍炙干：原脱，据宋本《伤寒论》补。

小便不利①，加茯苓五分。

腹中痛者，加附子一枚，炮令坼②。

泄利下重者，先以水五升，纳③薤白三升，煮取三升，去滓，以散三方寸匕纳汤中，煮取一升半，分温再服。

厥阴脉症

厥阴之为病，消渴，气上撞心，心中痛热，饥而不欲食，消渴、气上撞心、饥不欲食，皆从心中痛热而来也。食则吐蛔，虫为风化也。下之利不止。本上热下寒证也，下之而下益寒，故利不止。

太阴、厥阴皆以里为提纲。太阴为阴中之至阴，主寒；厥阴为阴中之阳也，主热。太阴病则气下陷，故腹时满而痛利；厥阴病则气上逆，故心疼热而消渴。此湿土风木之别也④。柯注。

伤寒腹满谵语，寸口脉浮而紧，此肝乘脾也，名曰纵，刺期门。

上条是肝乘心，此条是肝乘脾，下条是肝乘肺。肝为相火，有泻无补，此类是也。

伤寒发热⑤，啬啬恶寒，大渴欲饮水，其腹必满，此肝乘肺也，名曰横，刺期门。自汗出，小便利，其病

---

① 利：宋本《伤寒论》此后有"者"字。
② 坼：原作"折"，据宋本《伤寒论》改。坼：裂开。
③ 纳：宋本《伤寒论》作"煮"。
④ 太阴厥阴……之别也：语出柯琴《伤寒论注·厥阴脉证》。
⑤ 热：原作"汗"，据宋本《伤寒论》改。

欲解。

厥阴病，渴欲饮水者，少少与之，愈。

阳气回转也。

厥阴中风，脉微浮为欲愈，不浮为未愈。

厥阴病，欲解时，从丑①至卯上。

乌梅丸症

伤寒脉微而厥，至七八日肤冷，其人躁无暂安时者，此为脏厥，非蛔厥也。蛔厥者，其人当吐蛔。今病者静，而复时烦，此为②脏寒。蛔上入膈，故烦，须臾复止，得食而呕，又烦者，蛔闻食臭出，其人故吐蛔。吐蛔③者，乌梅丸主之，又主久利。

先立"躁无暂安时"一句，为脏厥病插标，而以后病者静，复时烦，须臾复止，全不是躁安时之景象，证既不同而治自异矣。

此汤温经润燥、和阳益阴，不用姜附者，恐其僭④而燥也。盖厥阴所主者血，厥则为虚。值此血虚停寒之时，自当以温经复营为主。

乌梅丸

乌梅二百枚⑤　细辛六两　干姜十两　黄连十六两　当归四两　附子六两，炮，去皮　蜀椒四两，出汗　桂枝六两，去皮　人

---

① 丑：宋本《伤寒论》作"寅"。
② 为：原作"非"，据宋本《伤寒论》改。
③ 吐蛔：宋本《伤寒论》作"蛔厥"。
④ 僭：原作"僣"，据《纲要》改。僭：超越本分。
⑤ 二百枚：宋本《伤寒论》作"三百枚"。

参六两　黄柏六两

上十味，异捣筛，合治之，以苦酒渍乌梅一宿，去核，蒸之五升①米②，饭热，捣成泥，和药令相得，纳白中，与蜜杵三千③下，丸如桐子大。先食饮④服十九，日三服，稍加至二十九。禁生冷、滑物、臭食等。

白头翁汤证⑤

热利下重者，白头翁汤主之。

下利欲饮水者，以有热故也，白头翁汤主之。

下利，脉沉弦者，下重也；脉大者，为未止；脉微弱数者，为欲自止，虽发热者⑥，不死。

大则病进，缓则病退，即此意也。

下利，有微热而渴，阳渐回也。脉弱者，令自愈。

下利，脉数，有微热汗出，令自愈，设脉⑦复紧为未解。

诸紧为寒，设脉复紧，寒气犹盛，故云未解。

下利，脉数而渴者，令自愈。设不差，必圊脓血，以有热故也。

下利，寸脉反浮数，尺中自涩者，必圊脓血。

---

① 升：宋本《伤寒论》作"斗"。
② 米：宋本《伤寒论》此后有"下"字。
③ 三千：宋本《伤寒论》作"二千"。
④ 食饮：原脱，据宋本《伤寒论》补。
⑤ 证：原脱，据宋本《伤寒论》补。
⑥ 者：宋本《伤寒论》无。
⑦ 脉：宋本《伤寒论》无。

寸脉浮数而尺中涩者，阳邪有余，阴血不足之征①也。阴不足，阳必乘虚而下陷，寒得阳回则下利虽止，虚逢阳博而脓血必清。

伤寒六七日不利，复发热而利，其人汗出不止者，死。有阴无阳故也。

白头翁汤

白头翁二两　黄连　黄柏　秦皮各三两

上四味，以水七升，煮取二升，去滓，温服一升。

热厥利症

伤寒一二日至四五日而厥者，必发热。前热者必后厥，厥深者热亦深，厥微热亦微。热极而孤阳内陷，不达四肢，所以致厥也。厥应下之，而反发汗者，必口伤烂赤。

前云诸四逆厥者不可下矣，此云厥应下之者，盖先四逆而后厥，与先发热而后厥者，其来回异，故彼云不可下，此之应下之也。

脉②滑而厥者，里有热也，白虎汤主之。

伤寒病，厥五日，热亦五日，设六日当复厥，不厥者自愈。厥终不过五日，故知自愈。

伤寒热少厥微，指头寒，默默不欲食，烦躁，数日小便利，色白者，此热除也，若得食，其病为愈。若厥而呕，胸胁逆③满者，其后必便脓血。

① 征：原作"珍"，据《纲要》改。
② 脉：宋本《伤寒论》此前有"伤寒"。
③ 逆：宋本《伤寒论》作"烦"。

前截是厥微热亦微，故其病为愈；后截是厥深热亦深，故其后必便血也。

伤寒厥四日，热反三日，复厥五日，其病为进。寒多热少，阳气退，故为进也。

伤寒始发热六日，厥反九日而利。凡厥利者，当不能食，今反能食者，恐为除中。食以素饼①，不②发热者，知胃气尚在，必愈，恐暴热来出而复去也。后三日③脉之，其热续在脉和④者，期之是⑤日半夜愈。所以然者，本发热六日，厥反九日，复发热三日，并前六日，亦为九日，与厥相应，故期之是日夜半愈。后三日脉之，而脉数，其热不罢者，此为热气有余，必发痈脓也。

厥阴不患其厥，但患不能发热，与夫热少厥多耳。论中"恐暴热来出而复去，后三日脉之，其热尚在"，形容厥阴重热之意，匠心满志。

何故必发痈脓？厥阴主血，热与血久持不散，必主壅败也。

发热而厥，七日下利者，为难治。

何以见其难治？盖治其热，则愈厥愈利，治其利则愈热，不至阴阳两绝不止耳。

伤寒先厥后发热而利者，必自止，见厥复利。

---

① 素饼：宋本《伤寒论》作"索饼"。

② 不：原作"若"，据宋本《伤寒论》改。

③ 后三日：宋本《伤寒论》作"后日"。

④ 脉和：宋本《伤寒论》无。

⑤ 是：宋本《伤寒论》作"旦"。

伤寒先厥后发热而①下利，必自止，而反汗出，咽中痛者，其喉为痹。发热无汗，而利必自止，若不止，必便脓血，便脓血者，其喉不痹。

热甚于上，故咽中痛，其喉为痹。热甚于下，故便脓血。热不能复上，其喉不痹。

伤寒发热，下利至甚，厥不止者，死。

伤寒发热，下利厥逆，躁不得卧者，死。

大抵下利而手足厥冷者，皆为危候，以四肢为诸阳之本故也。加以发热、躁不得卧，不但肾中阳越绝，而真阴亦将②尽矣，安得不死？

复脉汤症

伤寒脉结代，心动悸者③，炙甘草汤主之。

脉结代而心动悸者，由气血虚衰，不能相续也，故用此汤，和荣以养气为治也。

炙甘草汤

甘草四两，炙　桂枝去皮④　生姜切⑤，各三两　麦门冬半斤⑥，去心⑦　大枣三十枚　人参　阿胶各三两⑧　生地一斤　枣仁半升旧本作麻仁者，误。【批】恐枣仁亦误看，不如柏子仁近是。

---

① 而：宋本《伤寒论》无。
② 将：原作"降"，据《纲要》改。
③ 者：宋本《伤寒论》无。
④ 去皮：原脱，据宋本《伤寒论》补。
⑤ 切：原脱，宋本《伤寒论》补。
⑥ 半斤：宋本《伤寒论》作"半升"。
⑦ 去心：原脱，据宋本《伤寒论》补。
⑧ 三两：宋本《伤寒论》作"二两"。

上九味，以酒七升，水八升，先煮八味，取三升，去滓，纳胶，得令温服一升，日三服。

脉来缓，时一止复来者，名曰结。脉来数，时一止复来者，名曰促。阳①盛则促，阴盛则结，此皆病脉。脉来动而中止，不能自还，因而复动者，名曰代，阴也。得此脉者难治。

伤寒咳逆上气，其脉散者死，谓其形捐②故也。

阴阳易症

伤寒阴阳③易之为病，其人身体重，少气，少腹里急，小便不利④，阴⑤中拘挛，热上冲胸，头重不欲举，眼中生花，膝胫拘急者，烧裈⑥散主之。

烧裈散方

上取妇人中裈近隐处者，剪烧灰，以水⑦和，服方寸匕，日三服，小便即利，阴头微肿则愈。妇人病，取男子裈裆烧灰。

问曰：病有洒淅恶寒，而复发热者何？答曰：阴脉不足，阳往从之；阳脉不足，阴往乘之。曰：何谓阳不足？答曰：假令寸口脉微，名曰阳不足，阴气上入阳中，则洒淅恶寒也。曰：何谓阴不足？答曰：尺脉弱，名曰阴不

---

① 阳：宋本《伤寒论》此前有"脉"字。

② 捐：宋本《伤寒论》作"损"。

③ 阳：宋本《伤寒论》无。

④ 小便不利：宋本《伤寒论》无。

⑤ 阴：宋本《伤寒论》此前有"或引"。

⑥ 裈：裤子。

⑦ 水：原脱，据宋本《伤寒论》补。

足，阳气下陷入阴中，则发热也。

伤寒，病人身大热，反欲近衣者，热在皮肤，寒在骨髓也；病人身大寒，寒在皮肤，热在骨髓也。

病人脉微而涩者，此为医所病也。大发其汗，又数大①下之，其人亡血，病当恶寒，后乃发热，无休止时。夏日②盛热，欲着复衣，冬月盛寒，欲裸其身。所以然者，阳微则恶寒，阴弱则发热。此医发其汗，使阳气微，又大下之，令阴气弱。五月之时，阳气在表，胃中虚冷，以阳气内微，不能胜冷，故欲着复衣。十一月之时，阳气在里，胃中烦热，以阴气内弱，不能胜③热，故欲裸其身。

结局。

全部伤寒以阴阳脉症起，仍以阴阳脉症结，谨严之至。

脉瞥瞥如羹上肥者，阳气衰④也。脉萦萦⑤如蜘蛛丝⑥者，阴气⑦衰也。

浮而虚大者，阳已无根；沉而虚细者，阴已无根⑧。

其脉浮，而汗出如流珠者，卫气衰也。脉绵绵如泻漆之绝者，亡其血也。

---

① 数大：原作"大数"，据宋本《伤寒论》乙转。
② 日：宋本《伤寒论》作"月"。
③ 胜：原作"盛"，据宋本《伤寒论》改。
④ 衰：宋本《伤寒论》作"微"。
⑤ 萦萦：脉细貌。
⑥ 丝：原脱，据宋本《伤寒论》补。
⑦ 阴气：宋本《伤寒论》作"阳气"。
⑧ 浮而虚大……已无根：原误作伤寒原文。

脉浮而洪，身汗如油，喘而不休，水浆不下，形体①不仁，乍静乍乱，此为命绝也。

又未知何脏先受其灾，若汗出发润，喘而不休者，此为肺先绝也。阳反独留，形体如烟熏，直视摇头者，此为②心绝也。唇吻反青，四肢漐习者，此为肝绝也。环口黧黑，柔汗发黄者，此为脾绝也。溲便遗失，狂言，目反视者，此为肾绝也。

此四条根前代脉条。

---

① 形体：宋本《伤寒论》作"体形"。
② 为：宋本《伤寒论》无。

总 书 目

I

本　草

淑景堂改订注释寒热温平药性赋

方　书

医便

卫生编

袖珍方

仁术便览

古方汇精

圣济总录

众妙仙方

李氏医鉴

医方丛话

医方约说

医方便览

乾坤生意

悬袖便方

救急易方

程氏释方

集古良方

摄生总论

摄生秘剖

辨症良方

活人心法（朱权）

卫生家宝方

见心斋药录

寿世简便集

医方大成论

医方考绳愆

鸡峰普济方

饲鹤亭集方

临症经验方

思济堂方书

济世碎金方

揣摩有得集

瓯斋急应奇方

乾坤生意秘韫

简易普济良方

内外验方秘传

名方类证医书大全

新编南北经验医方大成

临证综合

医级

医悟

丹台玉案

玉机辨症

古今医诗

本草权度

弄丸心法

医林绳墨

医学碎金

医学粹精

医宗备要

医宗宝镜

医宗撮精

医经小学

医垒元戎

证治要义

松崖医径

扁鹊心书

IV